SILVIA HÖFER

QUICKFINDER
Schwangerschaft

Alles Wichtige für 9 einzigartige Monate

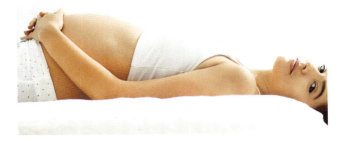

Vorwort

Herzlichen Glückwunsch, Sie sind schwanger und erwarten ein Baby! Wenn dies Ihr erstes Kind ist, wird die Vorstellung, bald Eltern zu werden, noch recht fremd auf Sie wirken. Es ist daher ganz gut, dass Ihnen noch ein wenig Zeit bleibt, bevor Sie Ihr Baby in die Arme schließen dürfen. Die nächsten Monate bieten ausreichend Gelegenheit, sich auf das neue Leben als Eltern einzustellen und alles für die glückliche Ankunft Ihres Kindes vorzubereiten.

Vermutlich stürmen in dieser Zeit unglaublich viele Informationen und Ratschläge auf Sie ein, die manchmal auch widersprüchlich und unverständlich sein können. Bleiben Sie in diesen Situationen gelassen und hören Sie auf Ihre innere Stimme – sie ist Ihr bester Ratgeber. Die nötigen Informationen und Hinweise, die Sie brauchen, um überlegte Entscheidungen zu treffen, finden Sie in diesem Buch. Es enthält alles, was Sie wissen müssen, um Ihre Schwangerschaft gesund und sicher zu genießen.

Denn für die meisten Frauen ist Schwangerschaft vor allem eins: ein natürlicher und wunderbar gesunder Zustand, auf den der weibliche Körper gut vorbereitet ist. Machen Sie sich daher keine unnötigen Sorgen und verwöhnen Sie sich in den nächsten Monaten mit Bewegung, gesunder Ernährung und viel Zeit, um ausgiebig den Bauch zu streicheln!

Noch ein Hinweis zur Schreibweise: Wenn in diesem Buch einheitlich von Hebammen und Ärztinnen die Rede ist, sind natürlich auch alle männlichen Vertreter dieser Berufe gleichberechtigt gemeint.

Silvia Höfer

Inhalt

VORWORT   2

DER BEGINN   7

Die Schwangerschaft 8 · Das erste Trimester 8 · Das zweite Trimester 8 · Das dritte Trimester 8 · Die ersten Zeichen 9 · Die Schwangerschaft feststellen 9 · **Den Geburtstermin bestimmen** 10 · Der Geburtszeitraum 11 · Der erste Ultraschall 11 · **Vor der Schwangerschaft: Wenn Sie sich ein Baby wünschen** 12 · Gute Ernährung und regelmäßige Bewegung 12 · Folsäure nicht vergessen 12 · Die Rötelnimmunität überprüfen 12 · Spielen Vorerkrankungen eine Rolle? 13 · Wie soll Ihr Leben mit dem Kind aussehen? 13 · Mit dem Rauchen aufhören ist wichtig! 13 · Auf Alkohol total verzichten 14 · Keine Drogen für Ihr Baby 14 · Das sogenannte Alles-oder-nichts-Prinzip 15

DAS 1. DRITTEL: WOCHE 1 BIS 12   17

Andere Umstände 18 · Stimmungsschwankungen 18 · Alle Sinne schärfen sich 19 · **Ihre Schwangerschaft Woche für Woche** 20 · Ihre Woche 1–3 20 · Woche 1–3 – Ihr Baby 21 Ihre Woche 4–5 22 · Woche 4–5 – Ihr Baby 23 · Ihre Woche 6–7 24 · Woche 6–7 – Ihr Baby 25 · Ihre Woche 8–10 26 · Woche 8–10 – Ihr Baby 27 · Ihre Woche 11–12 28 · Woche 11–12 – Ihr Baby 29 · **Zeit für Erholung** 30 · Entspannungsübung zum Stressabbau 31 · **Rechtliche und finanzielle Hilfen** 32 · Mutterschutzgesetz 32 · Mutterschutzfristen 32 Kündigungsschutz 33 · Vaterschaftsanerkennung 33 · Finanzielle Unterstützungsmöglichkeiten 34

DAS 2. DRITTEL: WOCHE 13 BIS 27   37

Ihre Schwangerschaft Woche für Woche 38 · Ihre Woche 13–15 38 · Woche 13–15 – Ihr Baby 39 · Ihre Woche 16–18 40 · Woche 16–18 – Ihr Baby 41 · Ihre Woche 19–21 42 · Woche 19–21 – Ihr Baby 43 · Ihre Woche 22–24 44 · Woche 22–24 – Ihr Baby 45 · Ihre Woche 25–27 46 · Woche 25–27 – Ihr Baby 47 · **Entspannung und Wellness** 48 · Sauna in der Schwangerschaft 48 · Die Beziehung zu Ihrem Baby 49 · **Die Zeit der Planung und des Nestbaus** 50 · Renovierungen 50 · Besorgungen vor der Geburt 51 · **Urlaubsreisen** 56 · Geeignete Reiseziele 56 · Am Urlaubsort ist Hygiene wichtig 56 · Reise mit der Bahn 57 · Reise mit dem Auto 57 · Reise mit dem Flugzeug 57

DAS 3. DRITTEL: WOCHE 28 BIS 40   59

Ihre Schwangerschaft Woche für Woche 60 · Ihre Woche 28–30 60 · Woche 28–30 – Ihr Baby 61 · Ihre Woche 31–33 62 · Woche 31–33 – Ihr Baby 63 · Ihre Woche 34–36 64

Inhaltsverzeichnis

Woche 34–36 – Ihr Baby 65 · Ihre Woche 37–38 66 · Woche 37–38 – Ihr Baby 67 · Ihre Woche 39–40 68 · Woche 39–40 – Ihr Baby 69 · **Entspannungsübungen** 70 · Störfaktor Stress 70 · Regelmäßige Entspannung hilft 70 · Übungen für Körper und Seele 70 · **Erste Wehen** 72 · Übungswehen 72 · Senkwehen 72 · Geburtsvorbereitende Akupunktur 73 · **Terminüberschreitung** 74 · Wenn keine Wehen einsetzen 74 · Natürliche Geburtseinleitung 75

VORSORGE UND MEDIZINISCHE BEGLEITUNG 77

Medizinische Begleiterinnen 78 · Hebammen 78 · Ärztinnen 78 · **Vorsorgeuntersuchungen** 80 · Zusätzliche Untersuchungen 80 · **Der Mutterpass** 82 · Was heißt denn hier Risiko? 83 · Ergebnisse der Blut- und Urintests 84 · Medizinische Vorgeschichte 85 · **Das Gravidogramm** 86 · **Ultraschall und CTG** 88 · Ultraschalluntersuchungen 88 · Normkurven für das kindliche Wachstum 89 · Doppler-Ultraschall 90 · Herztöne und Strampeln des Babys – CTG 90

VORGEBURTLICHE UNTERSUCHUNGEN 93

Pränataldiagnostik 94 · Geben die Untersuchungen Sicherheit? 95 · **Beratungsangebote** 96 · Humangenetische Beratung 96 · Psychosoziale Beratung 97 · **Nicht-invasive Methoden** 98 · Nackentransparenzmessung 98 · Feindiagnostik »Organultraschall« 99 · Doppler-Ultraschall 99 · Blutuntersuchungen 99 · **Invasive Diagnoseverfahren** 100 · Chorionzottenbiopsie 100 · Amniozentese 100 · **Auffällige Befunde** 102 · Therapien vor der Geburt 102 · Schwangerschaftsabbruch 103

ERNÄHRUNG UND GESUNDHEIT 105

Leben Sie gesund? 106 · Ernährung – was ist gut? 106 · **Risiken** 108 · Listerien 108 · Toxoplasmose 108 · Weitere Gefahrenquellen 108 · **Gewichtsveränderung** 110 · Orientierung gibt der Body Mass Index 110 · Empfohlene Gewichtszunahme 111 · **Körperpflege** 112 · Zähne und Zahnfleisch 112 · Schöne Haut 113 · Gesunde Haare 113 · **Sport und Bewegung** 114 · Ein moderates Training: gut für die Mutter 114 ... und gut für das Kind 114 · Ausdauertraining 114 · Geeignete Sportarten 115 · Sport nur mit ärztlicher Erlaubnis 115

BESCHWERDEN UND BESONDERE UMSTÄNDE 117

Beschwerden und Erkrankungen 118 · Medikamente und Hilfen 118 · **Beschwerden von A bis Z** 119 · Augentrockenheit und Veränderung der Sehkraft – Ausfluss – Bänderschmerzen und Ischialgie 119 · Blähungen – Brustspannen – Hämorrhoiden 120 · Häufiges und unfreiwilliges Wasserlassen – Hautveränderungen – Herzklopfen 122 · Hitzewallungen – Juckreiz – Karpaltunnelsyndrom – Kopfschmerzen 123 · Krampfadern – Müdigkeit – Nasenbluten – Ödeme – Rückenschmerzen 124 · Schlafstörungen – Schwangerschaftsschnupfen – Schwangerschaftsstreifen – Schwindel 125 • Sodbrennen – Übelkeit und Erbrechen 126 • Verstopfung – Vena-cava-Syndrom – Wadenkrämpfe – Zahnfleischbluten 127 • **Infektionen und Erkrankungen** 128 • Allergie – Anämie – Blasenentzündung – Bluthochdruck – Hypertonie 128 • Chlamydien – Depressionen – Fieber und Entzündungen 129 • Gestose – HELLP-Syndrom – Hepatitis 130 • Herpes genitalis – HIV – Aids – Listeriose – Pilzinfektion der Vagina 131 • Ringelröteln – Röteln – Schilddrüsenfehlfunktion – Schwangerschaftsdiabetes 132 • Streptokokken der Gruppe B – GBS – Toxoplasmose – Zytomegalie 133 • **Mehrlinge – zwei, drei …** 134 • Werden die Babys gut versorgt? 134 • Die körperliche Belastung 134 • Risiko Mehrlingsschwangerschaft 135 • Die neue Aufgabe meistern 135 • **Frühgeborene Babys** 136

EINE FAMILIE ENTSTEHT 139

Die Familie wird größer 140 • Vater werden 140 • Geschwister vorbereiten 141 • Das Glück, wenn Großeltern da sind 142 • Alleinerziehend 143 • **Das Baby willkommen heißen** 144 • Was Mutter und Baby guttut 144 • Wie soll es heißen? 145

GEBURTSVORBEREITUNG UND GEBURT 147

Der passende Geburtsort 148 • Die Klinik 148 • Im Hebammenkreißsaal 148 • Gebären im Geburtshaus 149 • Hausgeburt 149 • **Wie soll unser Kind zur Welt kommen?** 150 • Wann eine Klinikgeburt sinnvoll ist 150 • Wohltuend: Wassergeburt 151 • **Letzte Vorbereitungen** 152 • Für die Geburt 152 • Fürs Wochenbett in der Klinik 152 • Fürs Baby 152 • Stillvorbereitung 153 • Einige Fakten zum Thema Stillen 153 • **Die Geburt kündigt sich an** 154 • Wehen 154 • Der Blasensprung 154 • Nun aber los! 155 • Die Aufnahme am Geburtsort 155 • **Die einzelnen Phasen der Geburt** 156 • Die Eröffnungsphase 156 • Die Übergangsphase 158 • Austreibungsphase und Geburt 158 • Die Nachgeburtsphase 159 • **Die Geburt unterstützen** 160 • Was kann die Begleitperson tun? 161 • Hilfreich: Unterstützung durch den Atem 161 • **Günstige Positionen für die Geburt** 162 • Brust-Knie-Position 162 • Gestützte Hocke 163 • Liegen auf dem Rücken 163 • Sitzen 163 • Auf der Seite liegen 163 • Unterstütztes Knien 163 • **Unterstützte Geburten** 164 • Medikamentöse Geburtseinleitung 164 • Schmerzerleichterung 164 • Leitungsanästhesien 164 • Saugglocken- oder Zangengeburt 165 • Dammschnitt 165 • **Kaiserschnitt** 166 • Der Ablauf 166 • Wunschkaiserschnitt 167 • **Unser Baby ist da!** 168 • Erste Bande knüpfen 168 • Das erste Anlegen 168 • Kleine Stolpersteine überwinden 168 • Eine erste Bindung herstellen 169 • **Die ersten Untersuchungen und Tests** 170 • Alleine atmen 170 • Apgar-Test 170 • pH-Wert 171 • Die erste Vorsorgeuntersuchung 171 • Vitamin K 171 • Augen-Prophylaxe 171

SERVICETEIL 172

Bücher, die weiterhelfen 172 • Adressen, die weiterhelfen 173 • Register 176 • Impressum 180

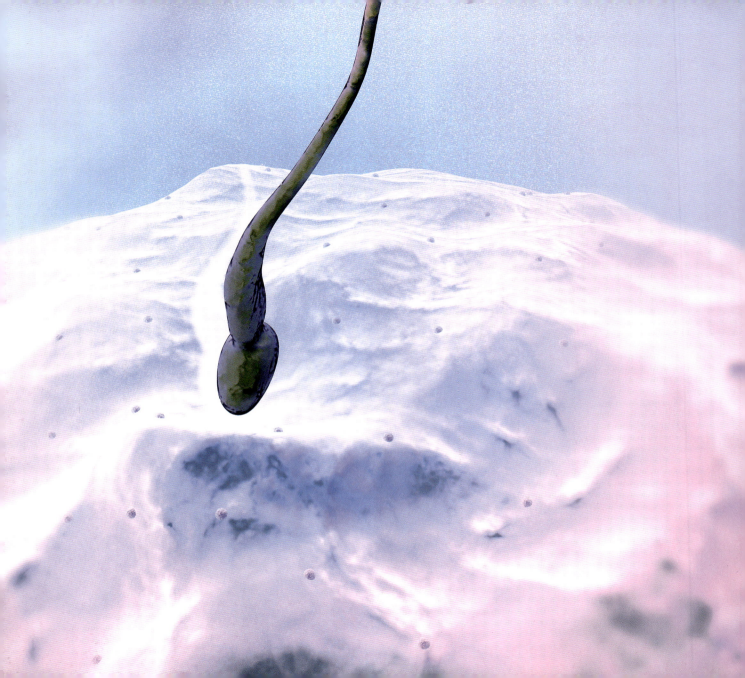

DER BEGINN

Die Schwangerschaft	8
Das erste Trimester	8
Das zweite Trimester	8
Das dritte Trimester	8
Die ersten Zeichen	9
Die Schwangerschaft feststellen	9
Den Geburtstermin bestimmen	10
Der Geburtszeitraum	11
Der erste Ultraschall	11
Vor der Schwangerschaft: Wenn Sie sich ein Baby wünschen	12
Gute Ernährung und regelmäßige Bewegung	12
Folsäure nicht vergessen	12
Die Rötelnimmunität überprüfen	12
Spielen Vorerkrankungen eine Rolle?	13
Wie soll Ihr Leben mit dem Kind aussehen?	13
Mit dem Rauchen aufhören ist wichtig!	13
Auf Alkohol total verzichten	14
Keine Drogen für Ihr Baby	14
Das sogenannte Alles-oder-nichts-Prinzip	15

DER BEGINN

Die Schwangerschaft

Ein Baby benötigt von der Befruchtung bis zur Geburt durchnittlich 267 Tage (38 Wochen) für seine Enwicklung. Weil der Tag der Zeugung aber nur selten genau ermittelt werden kann, ist es üblich, den Geburtstermin ausgehend vom ersten Tag der letzten Regel zu berechnen und für die Entwicklung des Kindes 280 Tage anzusetzen. Somit kommen 40 Schwangerschaftswochen zustande. Wenn diese in Kalendermonate aufgeteilt werden, ergeben sich neun Monate und eine Woche. Hebammen und Ärzte unterteilen die Schwangerschaft aber in zehn Mondmonate, entsprechend eines durchschnittlichen weiblichen Menstruationszyklusses. Diese 40 Wochen werden weiter in Schwangerschaftsdrittel (Trimester) von je zirka 13 Wochen unterteilt.

Das erste Trimester

Im ersten Drittel der Schwangerschaft (1. bis Ende der 12. Schwangerschaftswoche, ab Seite 16) entwickeln sich alle Organe Ihres Babys. Ab dem 22. Tag, also in der 5. Woche, beginnt sein Herz zu schlagen. In der 12. Woche ist Ihr Baby etwa 6 Zentimeter lang und 15 Gramm schwer. Das Herzchen schlägt 120- bis 160-mal pro Minute. In diesem ersten Drittel entwickelt sich nicht nur das Kind, sondern auch Ihr Körper macht vielfältige Veränderungen durch. Als Folge dieser Veränderungen treten häufig morgendliche Übelkeit (Seite 126), Müdigkeit (Seite 124) und Spannen in der Brust (Seite 120) auf.

Das zweite Trimester

Das zweite Schwangerschaftsdrittel (13. bis Ende der 27. Schwangerschaftswoche, ab Seite 36) empfinden viele Frauen als weitgehend beschwerdefrei. Übelkeit und Erbrechen lassen allmählich nach und die Schwangerschaftshormone setzen ungeahnte Energien frei. Zu Beginn der 13. Woche sind alle Organe des Babys ausgebildet und müssen nun noch an Größe zunehmen und zu ihrer vollen Funktionsfähigkeit gelangen. Frauen, die zum ersten Mal schwanger sind, spüren ihr Baby meist ab der 20. Woche zum ersten Mal. Frauen, die schon Mütter sind, können sich auf dieses einzigartige Erlebnis schon ab der 16. Woche freuen. Für viele Frauen ist dies der berührendste Moment in diesem Trimester.

Das dritte Trimester

Das dritte Schwangerschaftsdrittel reicht von der 28. bis zur 40. Woche (ab Seite 58) und endet mit der Geburt. Diese Phase empfinden viele Frauen als recht beschwerlich: Übungswehen, mit denen der Körper sich auf die Geburt einstellt, wechseln sich mit zum Teil heftigen

Kindsbewegungen ab und stören oft auch den nächtlichen Schlaf. Das Baby ist jetzt so groß, dass es die gesamte Gebärmutterhöhle einnimmt.

Die ersten Zeichen

Ihr Körper zeigt Ihnen schon kurz nach der Einnistung des Embryos mit ersten Zeichen, dass Sie schwanger sind. Auch wenn es sich dabei nicht um sichere Signale handelt, ahnen viele Frauen, dass sie von nun an nicht mehr allein sind. Folgende Anzeichen gehören dazu:

- Die Regelblutung bleibt aus.
- Nach dem Aufwachen ist die Körpertemperatur erhöht.
- Sie fühlen sich ungewöhnlich müde.
- Die Brüste spannen.
- Morgens verspüren Sie Übelkeit und Brechreiz.
- Sie leiden unter Schwindel und Kopfweh.
- Es besteht eine plötzliche Abneigung gegen bestimmte Speisen.
- Sie verspüren häufigen Harndrang.

All diese Zeichen deuten darauf hin, dass Sie schwanger sind. Gewissheit verschafft Ihnen frühestens am Tag der ausbleibenden Regel ein Schwangerschaftstest (rechte Spalte). Mit diesem Urintest lässt sich das Ansteigen des in der Schwangerschaft vermehrt gebildeten Hormons Humanes Choriongonadotropin (HCG) nachweisen. Auch eine Blutuntersuchung durch Ihre Ärztin oder Hebamme verschafft Ihnen Klarheit (rechts).

Die Schwangerschaft feststellen

Frühestens zu dem Zeitpunkt, an dem Sie normalerweise Ihre Periode erwarten, können Sie Ihren Verdacht mithilfe verschiedener Methoden überprüfen:

- **Bluttest:** Sowohl ärztliche Praxen als auch Hebammen können zirka zwei Tage vor Einsetzen der Periode (sieben bis neun Tage nach der Einnistung der befruchteten Eizelle in der Gebärmutter) mit einem Bluttest feststellen, ob Sie schwanger sind. Das Resultat des Tests liegt nach 24 Stunden vor und ist sehr zuverlässig.
- **Urintest:** An dem Tag, an dem normalerweise die Regelblutung einsetzen würde, besser noch zwei Tage nach Ausbleiben der Regel, können Sie mit einem Urintest feststellen, ob Sie schwanger sind. Sie können die Teststäbchen in einer Apotheke oder Drogerie besorgen und zu Hause selbst durchführen. Der erste Urin morgens hat die höchste HCG-Konzentration. Halten Sie das Teststäbchen in den Urinstrahl und lesen Sie das Ergebnis nach einigen Minuten ab. Führen Sie den Test erst im Lauf des Tages durch, ist es wichtig, vorher nur sehr wenig bis gar nichts zu trinken, damit der Urin für den Test möglichst unverdünnt ist. Die Testzuverlässigkeit liegt bei 95 Prozent.
- **Ultraschall:** Ein bis zwei Wochen nach Ausbleiben der Regel zeigt sich bei einer Ultraschalluntersuchung durch Ihre Ärztin (Seite 88) eine winzige Fruchthöhle in der Gebärmutter.

Den Geburtstermin bestimmen

Wann kommt das Baby zur Welt? Hebammen und Ärztinnen berechnen den Geburtstermin nach der sogenannten Naegele-Regel:

- Der erste Tag Ihrer letzten Periode war am 31.7.2016. Dazu addieren Sie ein Jahr. Dies ergibt den 31.7.2017. Davon ziehen Sie drei Monate ab: 31.4.2017 und addieren sieben Tage. Der voraussichtliche Geburtstermin ist dann der 7.5.2017.
- Bei einem kürzeren Zyklus ziehen Sie die fehlenden Tage einfach vom Ergebnis ab. So ergeben sich vier

Der Geburtstermin: Wann kommt mein Baby zur Welt?

Tag der letzten Blutung
Begann Ihre letzte Regel zum Beispiel am 14. Juni, ist der 21. März das voraussichtliche Geburtsdatum für Ihr Baby.

Monat der letzten Blutung → voraussichtl. Geburtsmonat	1	2	3	4	5	6	7	8	9	10	11	12	13	14	15	16	17	18	19	20	21	22	23	24	25	26	27	28	29	30	31
JAN. → OKT./NOV.	8	9	10	11	12	13	14	15	16	17	18	19	20	21	22	23	24	25	26	27	28	29	30	31	1	2	3	4	5	6	7
FEB. → NOV./DEZ.	8	9	10	11	12	13	14	15	16	17	18	19	20	21	22	23	24	25	26	27	28	29	30	1	2	3	4	5			
MÄRZ → DEZ./JAN.	6	7	8	9	1	11	12	13	14	15	16	17	18	19	20	21	22	23	24	25	26	27	28	29	30	31	1	2	3	4	5
APR. → JAN./FEB.	6	7	8	9	10	11	12	13	14	15	16	17	18	19	20	21	22	23	24	25	26	27	28	29	30	31	1	2	3	4	
MAI → FEB./MÄRZ	5	6	7	8	9	10	11	12	13	14	15	16	17	18	19	20	21	22	23	24	25	26	27	28	1	2	3	4	5	6	7
JUNI → MÄRZ/APR.	8	9	10	11	12	13	14	15	16	17	18	19	20	21	22	23	24	25	26	27	28	29	30	31	1	2	3	4	5	6	
JULI → APR./MAI	7	8	9	10	11	12	13	14	15	16	17	18	19	20	21	22	23	24	25	26	27	28	29	30	1	2	3	4	5	6	7
AUG. → MAI/JUNI	8	9	10	11	12	13	14	15	16	17	18	19	20	21	22	23	24	25	26	27	28	29	30	31	1	2	3	4	5	6	7
SEP. → JUNI/JULI	8	9	10	11	12	13	14	15	16	17	18	19	20	21	22	23	24	25	26	27	28	29	30	1	2	3	4	5	6	7	
OKT. → JULI/AUG.	8	9	10	11	12	13	14	15	16	17	18	19	20	21	22	23	24	25	26	27	28	29	30	31	1	2	3	4	5	6	7
NOV. → AUG./SEP.	8	9	10	11	12	13	14	15	16	17	18	19	20	21	22	23	24	25	26	27	28	29	30	31	1	2	3	4	5	6	
DEZ. → SEP./OKT.	7	8	9	10	11	12	13	14	15	16	17	18	19	20	21	22	23	24	25	26	27	28	29	30	1	2	3	4	5	6	7

Den Geburtstermin bestimmen

Tage Abzug, wenn Sie einen 24-tägigen Zyklus haben. Wenn der Abstand länger ist, addieren Sie die entsprechende Anzahl von Tagen (bei 31 Tagen macht das drei Tage). Wenn Sie aber genau wissen, an welchem Tag Ihr Baby gezeugt wurde, spielt die Zykluslänge bei der Berechnung überhaupt keine Rolle. In diesem Fall ziehen Sie die sieben Tage ab, anstatt sie dazuzurechnen.

Zuletzt wurde beobachtet, dass Schwangerschaften durchschnittlich drei Tage länger dauern. Eine aktualisierte Version der Naegele-Regel lautet demnach: Erster Tag der letzten Regel + 10 Tage – 3 Monate +/- x Tage (je nach Abweichung vom 28-Tage-Zyklus) + 1 Jahr. Rechenbeispiel: Letzte Regel 31.7.2013 + 10 Tage = 10.8.2013 – 3 Monate = 10.5.2013 + 0 Tage (bei 28 Tage Zykluslänge) + 1 Jahr = 10.5.2014.

Der Geburtszeitraum

Fixieren Sie sich aber nicht zu sehr auf dieses errechnete Datum, denn nur drei bis vier Prozent der Kinder kommen tatsächlich genau an diesem Tag auf die Welt. Die meisten Babys werden in einem Zeitraum von zwei Wochen vor dem errechneten Termin bis zwei Wochen danach geboren. Aus diesem Grund kann es deutlich entspannter für Sie sein, sich selbst und auch alle Verwandten und Freunde auf eine Zeitspanne einzustimmen, in der Ihr Baby zur Welt kommen kann. Und wenn eine werdende Oma oder beste Freundin unbedingt ein Datum braucht, geben Sie das Ende dieser Zeitspanne, (also den errechneten Termin plus 14 Tage) an. Es wird für Sie dann weniger Druck aufgebaut. Sie können mit Geduld und Zuversicht auf den Beginn der Geburt blicken.

Der erste Ultraschall

Die Ultraschalluntersuchung in der frühen Schwangerschaft gehört heute routinemäßig zur medizinischen Vorsorge. Gerade wenn der Zyklus unregelmäßig oder der Tag der letzten Regel nicht bekannt ist, kann mit der Größenmessung der Fruchthöhle und des Embryos der voraussichtliche Geburtstermin genauer berechnet werden. Das Messergebnis scheint den tatsächlichen Geburtstermin häufig korrekter vorherzusagen als die rechnerische Bestimmung.

Diese erste Ultraschalluntersuchung wird mit einem Stab mit Ultraschallkopf durch die Vagina durchgeführt. Wenn Sie mit dieser Untersuchung bis zur 7. oder 8. Woche warten, ist auf dem Monitor meist schon der Herzschlag Ihres Babys erkennbar.

Ergeben sich durch die Ultraschallmessungen Abweichungen vom errechneten Alter des Embryos, wird der berechnete Geburtstermin entsprechend angepasst. Auf diese Weise lassen sich unnötig frühe oder auch zu späte Geburtseinleitungen verhindern. Der berechnete oder geänderte Geburtstermin wird in den Mutterpass eingetragen und ist ausschlaggebend für die Festlegung der Mutterschutzfristen.

DER BEGINN

Vor der Schwangerschaft: Wenn Sie sich ein Baby wünschen

Wenn Sie sich ein Baby wünschen, aber auch wenn Sie bereits schwanger sind, können Sie für sich und Ihr Baby beste Bedingungen schaffen, indem Sie die folgenden Empfehlungen in Ihren Alltag einbeziehen.

Gute Ernährung und regelmäßige Bewegung

Eine ausgewogene Ernährung (Seite 106) ist für die gesunde Entwicklung Ihres Babys und Ihre eigene Gesundheit jetzt besonders wichtig. Ebenso stellt regelmäßige Bewegung an der frischen Luft einen wesentlichen Baustein für eine gesunde Schwangerschaft dar:

- Das Immunsystem wird gestärkt.
- Das Gewicht lässt sich leichter kontrollieren.
- Eine leichte und komplikationsarme Geburt wird wahrscheinlicher.

Diese positiven Effekte werden durch wissenschaftliche Studien belegt. Verschiedentlich wurde festgestellt, dass Frauen, die vor und während der Schwangerschaft Sport treiben, leichtere Geburten erleben als Frauen, die sich nur wenig körperlich betätigen.

Folsäure nicht vergessen

Folsäure ist ein synthetisch hergestelltes B-Vitamin, das ebenso wie die natürlich in unserer Nahrung vorkommenden Folate wichtig ist für Wachstums- und Zellteilungsprozesse sowie für die Blutbildung. Eine folatreiche Ernährung mit Blattgemüsen, Salaten, Weißkohl, Spargel, Orangen, Vollkorngetreide, Rosenkohl und Brokkoli ist daher in der Schwangerschaft besonders wichtig – obwohl sich der Bedarf nicht sicher ausschließlich über die Nahrung decken lässt.

Ein Mangel an Folaten begünstigt Frühgeburten, Wachstumsverzögerungen und die Entstehung von sogenannten Neuralrohrdefekten, Spaltbildungen an der Wirbelsäule, wie etwa die Spina bifida. Daher ist es sinnvoll, mit der Einnahme von Folsäure bereits vor einer geplanten Schwangerschaft zu beginnen und während der ersten zwölf Wochen fortzusetzen. Empfohlen wird eine Dosis von 400 Mikrogramm täglich.

Die Rötelnimmunität überprüfen

Röteln zählen zu den typischen Kinderkrankheiten und sind meist ungefährlich. In den ersten vier Monaten einer Schwangerschaft können sie die Entwicklung des Babys aber stark beeinträchtigen und schwere Organschäden sowie körperliche und geistige Entwicklungsstörungen hervorrufen. Deshalb ist es wichtig zu klären, ob Sie gegen diese Erreger immun sind. Falls Ihre Immunität nicht ausreicht, können Sie sich impfen lassen: entweder bevor Sie eine Schwangerschaft planen oder aber nach der Geburt im Wochenbett.

Spielen Vorerkrankungen eine Rolle?

Bei den meisten chronischen Erkrankungen ist es problemlos möglich, ein gesundes Baby zu bekommen. Wenn Sie mit Krankheiten wie Migräne, Bluthochdruck, Diabetes, Immunerkrankungen, Herzerkrankungen, Epilepsie, psychischen Erkrankungen, Schilddrüsenerkrankungen oder Asthma leben, sollten Sie sich am besten schon vor der Schwangerschaft darüber informieren, wie Sie und Ihr Baby gesund durch Schwangerschaft und Stillzeit kommen.

Wenn Sie regelmäßig Medikamente einnehmen, sprechen Sie mit Ihren behandelnden Ärzten über Ihren Kinderwunsch. Sie können dann mit Medikamenten eingestellt werden, die die Entwicklung Ihres Kindes möglichst wenig beeinträchtigen.

Wie soll Ihr Leben mit dem Kind aussehen?

Denken Sie gemeinsam mit Ihrem Partner über die möglichen Veränderungen nach, die ein Baby für das Zusammenleben bedeutet. Nehmen Sie sich bewusst Zeit für die Planung einer gemeinsamen Zukunft! Studien haben gezeigt, dass der Zusammenhalt umso besser funktioniert, je mehr sich auch die Väter ins Familienleben einbringen können. Folgende grundsätzlichen Fragen sind für alle jungen Familien wichtig:

- Wie soll unsere Zukunft aussehen?
- Können wir Arbeit, Karriere, Beziehung und Baby miteinander verbinden?
- Reicht unser Geld aus?
- Wie können wir die außerhäusliche Betreuung unseres Kindes organisieren?
- Wer ist wann für die Kinderbetreuung zuständig?
- Wer wird wann Elternzeit beantragen?
- Wer unterstützt uns, wenn wir Hilfe brauchen?
- Schätzen wir die kommenden Veränderungen im Zusammenleben ähnlich ein?

Mit dem Rauchen aufhören ist wichtig!

Das Beste, was Sie als werdende Eltern für Ihr Kind (und sich selbst) tun können, ist, so schnell wie möglich mit dem Rauchen aufzuhören. Mit jeder Zigarette gelangen über Plazenta und Nabelschnur unzählige Schadstoffe direkt zu Ihrem Baby und behindern sein gesundes Wachstum. Fehl-, Früh- und sogar Totgeburten kommen bei Raucherinnen deutlich häufiger vor. Falls Sie als werdender Vater rauchen, versuchen auch Sie, das Rauchen einzustellen. Bitten Sie Freunde und

DER BEGINN

Verwandte, in Ihrer Gegenwart nicht zu rauchen. Denn auch vom Passivrauchen gehen Gefahren aus. Nach dem Mutterschutzgesetz ist Ihr Arbeitgeber dazu verpflichtet, Ihnen eine rauchfreie Umgebung zur Verfügung zu stellen.

Auf Alkohol total verzichten

Die Risiken, die in der Schwangerschaft von Alkoholgenuss ausgehen, werden häufig unterschätzt. Fest steht: Eine Grenze, unterhalb derer Alkohol in der Schwangerschaft unbedenklich ist, gibt es nicht. Abgesehen von schweren Beeinträchtigungen der kindlichen Entwicklung kann regelmäßiger Genuss von Alkohol bereits in einem sehr frühen Stadium zu Fehlgeburten führen. Der dringende Rat lautet daher: Verzichten Sie während der Schwangerschaft ganz auf Alkohol, trinken Sie stattdessen Wasser oder suchen Sie sich schmackhafte Trinkalternativen wie Tees und Säfte.

Keine Drogen für Ihr Baby

Alle Arten von Drogen (auch sogenannte weiche Drogen wie Cannabis) können selbst bei seltenem Gebrauch für Ihr Baby gefährlich sein. Häufige Folgen von Drogenkonsum während der Schwangerschaft sind Entwicklungsverzögerungen oder -schäden beim Embryo, Fehlbildungen und Frühgeburten. Daher: Keine Drogen für Ihr Baby!

Falls Sie Drogen konsumiert haben, sollten Sie gleich zu Beginn Ihrer Schwangerschaft mit einer Ärztin Ihres

Hilfen zur Rauchentwöhnung

- Seien Sie stolz auf sich für jede nicht gerauchte Zigarette. Damit unterstützen Sie die Gesundheit und die Lebenschancen Ihres Babys.

- Wählen Sie einen bestimmten Tag, an dem Sie mit dem Rauchen aufhören. Unternehmen Sie etwas Besonderes und verwöhnen Sie sich mit einem Wellnessprogramm.

- Falls auch Ihr Partner raucht, versuchen Sie, gemeinsam aufzuhören. So können Sie sich gegenseitig unterstützen, wenn die Versuchung zu groß wird.

- Stellen Sie einen Obstteller an die Stelle der Zigarettenschachtel und ersetzen Sie den automatischen Griff zur Zigarette durch eine Frucht.

- Wenn Sie Unterstützung brauchen, fragen Sie Ihre Krankenkasse nach Raucherentwöhnungskursen oder rufen Sie die Beratungstelefone der Bundeszentrale für gesundheitliche Aufklärung unter 01805-313131 an (montags bis donnerstags von 10 bis 22 Uhr und freitags bis sonntags von 10 bis 18 Uhr). Auch das Rauchertelefon des Deutschen Krebsforschungszentrums steht unter 0 62 21 / 42 42 00 (montags bis freitags von 14 bis 17 Uhr) zur Verfügung.

Vor der Schwangerschaft

Vertrauens darüber sprechen. Sie wird gemeinsam mit Ihnen nach Unterstützungs- und Hilfsmöglichkeiten suchen, damit Sie einen erfolgreichen Drogenausstieg finden. Wenn es in Ihrer Nähe eine Suchtberatungsstelle gibt, können Sie sich dorthin wenden, auch anonym.

Was sonst noch wichtig ist

Wenn Sie sich gut ernähren, Sport treiben und in den nächsten Monaten konsequent auf alle Genussgifte wie Alkohol und Nikotin verzichten, haben Sie schon viel für Ihr Baby getan. Beachten Sie zusätzlich folgende Hinweise, schaffen Sie für Ihr Baby beste Bedingungen:

- Informieren Sie Ihre Ärztin vor allen ärztlichen Untersuchungen darüber, dass Sie schwanger sind.
- Bei einem Arbeitsplatz, an dem Sie Strahlung, Chemikalien, starker körperlicher Anstrengung oder hohen Temperaturen ausgesetzt sind, müssen Sie Ihren Arbeitgeber sofort über die Schwangerschaft informieren, damit Sie sich aus den belasteten Bereichen zurückziehen können.
- Reden Sie mit Ihrer Krankenkasse über Leistungsangebote in der Schwangerschaft. Diese sind bei privaten und gesetzlichen Krankenkassen nicht einheitlich geregelt.
- Informieren Sie sich über Ihre Rechte im Mutterschutzgesetz. Es ist dazu da, Mütter vor gesundheitlichen Gefahren am Arbeitsplatz und vor einem Verdienstausfall rund um die Geburt zu schützen (Seite 32).

Das sogenannte Alles-oder-nichts-Prinzip

Manche Frauen fragen sich besorgt, ob sie ihrem Kind in den ersten Wochen der Schwangerschaft ungewollt geschadet haben könnten. Oft ist Alkoholkonsum in der zweiten Zyklushälfte die Ursache dieser Ängste.
Auch wenn es Sie jetzt bedrückt, dass Sie sich schon so früh Gedanken um die Gesundheit Ihres Babys machen müssen – es ist ein wirklich großes Geschenk für Ihr Baby, wenn Sie als werdende Mutter Ihre ungesunden Gewohnheiten kritisch überdenken und gewillt sind, sie auch abzulegen.

Die meisten Sorgen sind unbegründet

In den allermeisten Fällen sind die Sorgen zum Glück unbegründet: Es ist bekannt, dass sich in den ersten drei Wochen nach der Empfängnis in über 95 Prozent die befruchtete Eizelle entweder normal und gesund oder aber im Gegenteil gar nicht entwickelt. In dieser frühen Schwangerschaftsphase kommt das sogenannte Alles-oder-nichts-Prinzip zum Tragen.
Wenn Sie also in den letzten Wochen etwas zu viel »gefeiert« haben und die befruchtete Eizelle dadurch geschädigt wurde, ist die Wahrscheinlichkeit hoch, dass sie mit der nächsten Periode abgestoßen wird und wieder ein ganz normaler Regelzyklus mit der Chance einer neuen Schwangerschaft beginnt. Daher wissen viele Frauen oft gar nicht, dass sie schwanger waren, weil die Störungen schon in der zweiten Zyklusphase auftraten.

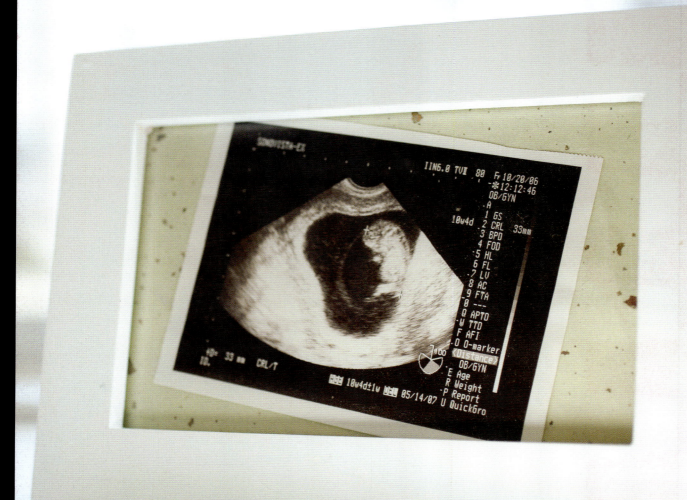

DAS 1. DRITTEL: WOCHE 1 BIS 12

Andere Umstände	18
Stimmungsschwankungen	18
Alle Sinne schärfen sich	19
Ihre Schwangerschaft Woche für Woche	20
Ihre Woche 1	20
Ihre Woche 2	20
Ihre Woche 3	20
Woche 1 – Ihr Baby	21
Woche 2 – Ihr Baby	21
Woche 3 – Ihr Baby	21
Ihre Woche 4	22
Ihre Woche 5	22
Woche 4 – Ihr Baby	23
Woche 5 – Ihr Baby	23
Ihre Woche 6	24
Ihre Woche 7	24
Woche 6 – Ihr Baby	25
Woche 7 – Ihr Baby	25
Ihre Woche 8	26
Ihre Woche 9	26
Ihre Woche 10	26
Woche 8 – Ihr Baby	27
Woche 9 – Ihr Baby	27
Woche 10 – Ihr Baby	27
Ihre Woche 11	28
Ihre Woche 12	28
Woche 11 – Ihr Baby	29
Woche 12 – Ihr Baby	29
Zeit für Erholung	30
Entspannungsübung zum Stressabbau	31
Rechtliche und finanzielle Hilfen	32
Mutterschutzgesetz	32
Mutterschutzfristen	32
Kündigungsschutz	33
Vaterschaftsanerkennung	33
Finanzielle Unterstützungsmöglichkeiten	34

DAS 1. DRITTEL: WOCHE 1 BIS 12

Andere Umstände

Nun sind Sie »guter Hoffnung«. Aber was bedeutet dieser Zustand für Sie? Viele Fragen zu der in Zukunft veränderten Lebenssituation werden Sie jetzt beschäftigen. Was heißt es, Mutter zu werden und eine vollkommen neue Rolle und Aufgabe zu Ihrem bisherigen Leben dazuzubekommen? Wie fühlen Sie sich bei dem Gedanken, schon bald für einen kleinen, total von Ihnen abhängigen Menschen verantwortlich zu sein?

Manche Frauen kämpfen regelrecht mit der Vorstellung, ihr gewohntes Leben zumindest zu einem Teil für diese neuen Aufgaben aufgeben zu müssen. Andere hadern damit, ihre Selbstbestimmung und ihren Einfluss auf die täglichen Dinge des Lebens zu verlieren und gegen ein Sich-Fügen in die Mutterrolle einzutauschen. Gedanken dieser Art können zu inneren Spannungen und zwiespältigen Gefühlen führen. Gestehen Sie sich diese zweifelnden und manchmal sogar negativen Stimmungen zu! Je mehr Sie sich mit ihnen auseinandersetzen, desto eher haben Sie die Chance, diese auf eine positive Weise zu bewältigen.

Stimmungsschwankungen

Das erste Schwangerschaftsdrittel ist vor allem eine Zeit der Umstellung. Rein äußerlich verläuft diese nicht einmal sehr beeindruckend: Denn Gebärmutter und Baby wandeln sich in diesen ersten Wochen lediglich von Pflaumen- auf Apfelsinengröße. Schaut man allerdings auf die rasante Entwicklung Ihres Babys, wird klar, welches Wunder sich in Ihrem Inneren vollzieht: In nur zwölf Wochen bilden sich alle lebensnotwendigen Organe, die Glieder und alle Anlagen für das spätere Leben außerhalb Ihres Körpers.

Die notwendige tiefgreifende Änderung der Hormonverhältnisse, die diese Entwicklungen in Gang setzt, ist auch schuld daran, dass Sie sich in der Frühschwangerschaft schwanger fühlen, ohne dass von außen bereits etwas zu sehen ist. Hormone sind die Botenstoffe des Körpers, die nicht nur verschiedene körperliche Vorgänge regulieren, sondern auch Auswirkungen auf Ihr Gefühlsleben haben. Wenn ein Ungleichgewicht im Hormonspiegel auftritt, kann dies Ihre Stimmung stark beeinflussen.

Erste hormonelle Anpassungen vollziehen sich bereits im Augenblick der Befruchtung und noch stärker, wenn sich die Eizelle in der Gebärmutter eingenistet hat. Nachdem die Plazenta sich rudimentär herausgebildet hat, produziert sie in Zusammenarbeit mit den Eierstöcken vermehrt Östrogen sowie die Schwangerschaftshormone HCG und Progesteron. Oft scheint gerade in den ersten Wochen die Feinabstimmung zwischen Plazenta und Eierstöcken noch nicht richtig zu funktionieren. Und so können Sie an sich Stimmungsumschwünge erleben, die sehr oft den schnell wechselnden Gemütslagen von neugeborenen Babys ähneln. Riesiger Freude folgt schlechte Laune, Glücksgefühle und Niedergeschlagenheit wechseln einander ab – und dies alles innerhalb weniger Stunden. Wenn die Stimmungsschwankungen Sie und Ihren Partner sehr stören, trösten Sie sich damit, dass auch diese eine gute Vorbereitung auf den Umgang mit den sensiblen Bedürfnissen eines Babys darstellen.

Ab dem vierten Schwangerschaftsmonat wird die Produktion dieser Hormone dann ganz von der Plazenta übernommen und diese Stabilisierung verhilft Ihnen zu einer ausgeglicheneren Stimmung.

Alle Sinne schärfen sich

Sie sind wahrlich mit all Ihren Sinnen und Gefühlen schwanger. Neben Stimmungsschwankungen verstärkt sich bei vielen Frauen das Geruchsempfinden. Dann kann es sein, dass sogar der geliebte Frühstückstee oder das Käsebrot zur Pause augenblicklich Übelkeit auslösen. So kann es vorkommen, dass Sie Speisen, die Ihnen sonst immer geschmeckt haben, plötzlich nicht mehr mögen. Und wenn Sie auf die Straße treten, scheint Ihnen der Gestank unerträglich. Die Wohnung ist plötzlich zu klein und nicht mehr schön genug. Der Partner

Lässt sich das Geschlecht beeinflussen?

Schon in alten Geschichtsbüchern sind spannende Versuche beschrieben worden, das Geschlecht der Kinder bei der Zeugung zu beeinflussen. Da in vielen Kulturen Jungen eher auf der Wunschliste stehen, gibt es für diese Wunscherfüllung abenteuerliche Beschreibungen wie einseitig abgebundene Hoden und spezifische Sexstellungen. Daneben gibt es Studien zu Zeitpunkt, Häufigkeit und Sexstellung in Bezug auf den Eisprung. Auch der pH-Wert der Vagina und die Außentemperaturen im Sommer und Winter sind bereits auf ihre geschlechtsbestimmenden Faktoren untersucht worden. Aber es hilft alles nichts: Das Geschlecht lässt sich so nicht beeinflussen.

setzt sich viel zu wenig mit den zukünftigen Veränderungen im Leben auseinander. Und überhaupt, keine der Freundinnen ist schon Mutter und kann helfen ... Es ist richtig und auch ganz normal, dass Alltägliches eine andere Bedeutung bekommt. Nehmen Sie sich in Ihren veränderten Wahrnehmungen und den neuen Instinkten ruhig ernst. Viele dieser Grundsatzüberlegungen haben als Hintergrund, dass Sie Ihr Leben auf Kriterien wie »kindertauglich – ja oder nein« hinterfragen.

KÖRPERLICHE UND SEELISCHE VERÄNDERUNGEN

Ihre Schwangerschaft Woche für Woche

Ihre Woche 1

Heute beginnt Ihre Periode und Ihr Körper macht sich bereit für einen neuen Zyklus, in dessen Verlauf eine Schwangerschaft eintreten kann. Berechnet wird die Dauer der Schwangerschaft von diesem Zeitpunkt an, da die allermeisten Frauen ihren Eisprung nicht wahrnehmen. Der Beginn der letzten Regelblutung stellt daher einen sicheren Ausgangspunkt für die Festlegung des Geburtstermins dar (Seite 10). Von heute an dauert es im Durchschnitt noch 280 Tage, bis Sie Ihr Baby im Arm halten können.

Ihre Woche 2

Der Eisprung naht zur Zyklusmitte und Sie merken, dass Ihr Ausfluss etwas flüssiger, elastischer und klarer wird und in seiner Konsistenz an rohes Eiweiß erinnert. Die Eizelle macht sich zwischen dem 12. und 16. Tag nach Einsetzen der Periode auf ihren Weg in den Eileiter. Einige Frauen spüren einen oft einseitigen Schmerz im Unterbauch. Am fruchtbarsten ist ein Zeitraum von drei bis fünf Tagen vor dem Eisprung und 12 bis 24 Stunden danach, da Spermien bis zu drei Tage lebensfähig sind.

Ihre Woche 3

Wunderbar: Ihre Ei- und Samenzelle haben sich zusammengetan und Sie sind »guter Hoffnung« – in der Regel, ohne es sicher zu wissen.

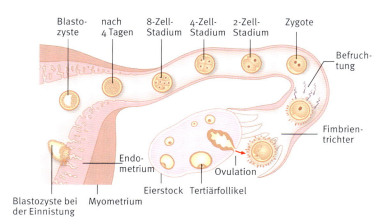

Die reife Eizelle wandert in den Eileiter. Nach der Befruchtung teilt sie sich auf dem Weg in die Gebärmutter und nistet sich dort als Blastozyste ein.

Die Entwicklung Ihres Babys

Woche 1 – Ihr Baby

Noch existiert Ihr Baby nicht, da gerade Ihre Periode eingesetzt hat. Was Sie aber heute schon für Ihr Baby tun können, ist die Pflege gesunder Lebensgewohnheiten (Seite 12). Die tägliche Einnahme von 0,4 mg Folsäure ist sinnvoll.

Woche 2 – Ihr Baby

Wenn Sie Ende dieser Woche lustvollen Sex mit Ihrem Partner haben, ist die Wahrscheinlichkeit schwanger zu werden hoch. Vermeiden Sie möglichst jeden Stress und sorgen Sie für Entspannung, um gute Bedingungen für eine Empfängnis zu schaffen. Unterstützend sind Sexstellungen, die ein möglichst tiefes Eindringen des Penis in die Vagina ermöglichen. Bleiben Sie danach noch kurz im Bett liegen und legen Sie dabei die Beine hoch – eine entspannende Auszeit, die den Spermien dabei hilft, ihren Auftrag zu erfüllen.

Woche 3 – Ihr Baby

Die Eizelle schließt sofort nach der Befruchtung ihre äußere Membran, sodass weitere Spermien keine Chance haben einzudringen. Bei der Befruchtung werden die Erbinformationen der weiblichen Eizelle und der männlichen Samenzelle neu kombiniert – und so zum Bauplan für Ihr Baby. Sobald dies geschehen ist, beginnt die befruchtete Eizelle mit ihrer Teilung, bis eine kleine Kugel von 58 Zellen und die sogenannte Keimblase entstanden ist. Diese Zellkugel teilt sich fleißig weiter und

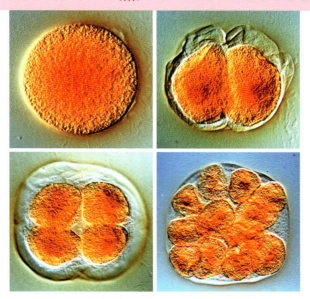

Unmittelbar nach der Befruchtung schließt die Eizelle ihre äußere Membran und beginnt schon einen Tag später mit der Teilung.

macht sich auf den Weg zu ihrer zukünftigen Nahrungsquelle, der Gebärmutter.

Ob es ein Mädchen oder ein Junge wird, ist schon entschieden. In jeder Eizelle und jeder Samenzelle befindet sich ein Geschlechtschromosom. Weibliche Eizellen enthalten immer ein X-Chromosom. Also hängt das Geschlecht Ihres Babys davon ab, ob die männliche Samenzelle ein X- oder ein Y-Chromosom zur Befruchtung mitbringt. Mit einer XX-Kombination können Sie sich auf ein Mädchen freuen und wenn ein X- und ein Y-Chromosom zusammenkommen, entsteht ein Junge.

KÖRPERLICHE UND SEELISCHE VERÄNDERUNGEN

Ihre Woche 4

Nach der Befruchtung beginnt die Produktion von schwangerschaftserhaltenden Hormonen, die den normalen Menstruationszyklus unterbrechen. Dazu gehören Humanes Chorion-Gonadotropin (HCG), Östrogen und Progesteron. In der Gebärmutterschleimhaut bildet sich ein weiches Polster, in das sich die äußeren Zellen der Zellkugel, Blastozyste genannt, verankern. Einige Frauen beobachten nach der Einnistung eine leichte rosafarbene oder bräunliche Blutung, die aber rasch wieder aufhört (Einnistungsblutung). HCG ist das Hormon, das im Schwangerschaftstest gemessen wird. Sobald es in ausreichender Konzentration vorhanden ist, fällt der Test positiv aus. Das wird in vielen Fällen gegen Ende dieser Woche möglich. Wenn der Test noch negativ ist, warten Sie zwei oder drei Tage und versuchen es dann erneut. Es kann sein, dass der HCG-Spiegel im Urin noch nicht hoch genug ist. Dies liegt häufig daran, dass für den Test kein Morgenurin verwendet wurde (Seite 9).

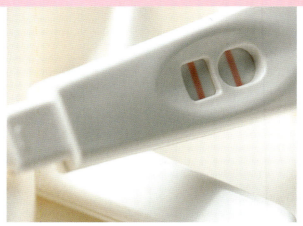

Schon am Tag der ausbleibenden Regel kann ein Test die Schwangerschaft anzeigen, vor allem wenn Morgenurin verwendet wird.

Ihre Woche 5

Meist wissen Sie schon, dass Sie schwanger sind. In Ihrem Körper vollziehen sich schon jetzt einige wahrnehmbare Veränderungen: Die Bänder in Ihrem Körper werden weicher, der Geruchssinn intensiviert sich, Übelkeit und Erbrechen können auftreten und auch Schwindel und Völlegefühl sind übliche Begleiterscheinungen der ersten Wochen. Ganz neue Gelüste und Aversionen gegen bestimmte Nahrungsmittel sowie metallischer Geschmack im Mund mit starker Speichelbildung sind möglich.

Plötzliche Stimmungsschwankungen (Seite 18) und starke Müdigkeit (Seite 124) sind in den ersten Wochen normal. Wenn Sie diese Begleiterscheinungen als sehr fordernd erleben, kann es schön sein, sich als Paar eine Reise an einen geliebten Ort, möglichst in dieser Klimazone, zu gönnen.

Selten kommt es vor, dass Frauen trotz hormoneller Empfängnisverhütung schwanger werden. In den allermeisten Fällen schadet dies dem Baby nicht. Setzen Sie alle Verhütungshormone ab, gehen Sie zu Ihrer Frauenärztin und besprechen Sie dort, ob sie eine eventuell liegende Spirale entfernen kann.

Die Entwicklung Ihres Babys

Woche 4 – Ihr Baby

Sobald sich die kleine Zellkugel an die Wand der Gebärmutter angeheftet hat, beginnt die Plazenta das Schwangerschaftshormon humanes Chorion-Gonadotropin (HCG) zu produzieren. HCG erhöht die Produktion von zwei weiteren Hormonen (Östrogen und Progesteron), die während der Schwangerschaft wichtig sind. Sie helfen der Plazenta zu wachsen und den kleinen Embryo zu ernähren und zu schützen. Während all dies geschieht, beginnt sich das Fruchtwasser unter der Hülle des Zellknäuels zu sammeln, eine kleine Höhle, die später zur Fruchtblase wird. Im Moment wird Ihr Kind mit Sauerstoff und Nährstoffen über ein kleines Kreislaufsystem versorgt, das sich mit den Venen an der Gebärmutterwand verbindet. Bis zum Ende der nächsten Woche wächst die Plazenta so weit, dass sie diese Arbeit allein übernehmen kann.

Woche 5 – Ihr Baby

Ihr Baby ist winzig klein und misst vom Scheitel bis zum Steiß 1,25 Millimeter. Die Nabelschnur verbindet Ihr Baby mit der sich bildenden Plazenta. In dieser Woche entwickeln sich Gehirn und Wirbelsäule sowie die Anfänge des Magen-Darm-Trakts. Augen und Ohren werden angelegt. Muskeln und weiche Knochen entstehen. Die Wände des Herzens beginnen zu wachsen, es ist in verschiedene Kammern unterteilt und wird bald in seinem geregelten Rhythmus schlagen. Auch die inneren Organe wie Leber und Nieren beginnen sich auszubilden. Die Nervenröhre, die das Gehirn mit dem Rückenmark verbindet, schließt sich in dieser Woche. Die oberen und unteren Gliedmaßen fangen an zu wachsen. Aus diesen kleinen Knospen entstehen Arme und Beine Ihres Babys. Der Darm bildet sich und der Blinddarm findet seinen Platz.

Unter der Öffnung, aus der sich später der Mund Ihres Babys formt, befinden sich kleine Falten, aus denen sich Hals und Unterkiefer bilden. Schon jetzt entwickeln sich erste Gesichtszüge. Nasenlöcher sind zu entdecken und im Auge beginnen sich Anfänge der Netzhaut zu formen. Blutzellen und Blutgefäße bilden sich.

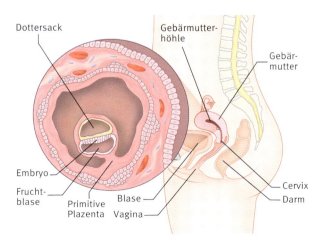

Die befruchtete Eizelle nistet sich in der vierten Woche in der Gebärmutter ein.

KÖRPERLICHE UND SEELISCHE VERÄNDERUNGEN

Ihre Woche 6

Obwohl das Baby noch winzig klein ist, können Sie ab dieser Woche die Gebärmutter von außen tasten. Und so findet eine erste wirkliche Kontaktaufnahme mit Ihrem Kind statt. Lassen Sie sich von Ihrer Ärztin oder Hebamme zeigen, wie es geht.

Typisch für diese Woche ist, dass die Brüste größer und empfindlicher werden. Grund dafür ist die hormonelle Anregung der Milchdrüsen. Der Warzenhof wird dunkler und die Adern unter der Haut sind deutlicher zu sehen. Besorgen Sie sich einen gut sitzenden und stützenden BH und pflegen Sie die Haut zusätzlich mit einem Öl ohne Zusätze, zum Beispiel einem Mandelöl. Sparen Sie dabei die Brustwarzen aus, damit diese für das spätere Stillen nicht zu weich werden.

Frauen, die stark unter Übelkeit und Erbrechen leiden, verlieren häufig etwas Gewicht. Solange die Gewichtsreduktion sich in Grenzen hält, ist dies jedoch kein Grund zur Sorge.

Ihre Woche 7

Noch ist von außen nichts zu sehen, aber erste Beschwerden zeigen deutlich, dass sich im Inneren des Körpers große Veränderungen vollziehen. 85 Prozent aller Schwangeren erleben typische Unannehmlichkeiten wie morgendliche Übelkeit, Erbrechen und extreme Müdigkeit. Die Herzfrequenz beschleunigt sich nun um fünf bis zehn Schläge pro Minute und der Stoffwechsel nimmt um 25 Prozent zu.

Schutz im Haushalt

Um den empfindlichen Organismus Ihres Babys zu schützen, sollten Sie sich schon jetzt von allen chemischen Belastungen fernhalten. Dies gilt insbesondere für viele Haushaltschemikalien:

- Viele Frauen haben aufgrund der Geruchsempfindlichkeit Probleme mit dem Gebrauch von stark parfümierten Putz- und Reinigungsmitteln. Das ist nicht verkehrt, da viele Mittel ungesunde Bestandteile enthalten.
- Mischen Sie niemals chlorhaltige Sanitärreiniger mit Essig oder WC-Reinigern. Dadurch können chemische Reaktionen ausgelöst werden, bei denen giftiges Chlorgas entsteht.
- Beim Waschmittelkauf sollten Sie daran denken, dass die einzigen Komponenten, die wirklich waschen, Tenside sind. Alle anderen Stoffe wie Duftstoffe, Farbstoffe, Verdickungsmittel sind meist überflüssig.
- Tragen Sie beim Putzen grundsätzlich Handschuhe. So können Sie verhindern, dass die chemischen Substanzen zum Baby gelangen.
- Bitten Sie jemand anderen, das Reinigen Ihres Backrohres zu übernehmen und lüften Sie die Räume bei und nach jeder großen Putzaktion für fünf bis zehn Minuten.

Die Entwicklung Ihres Babys

Woche 6 – Ihr Baby

Ihr Baby ist zwei bis vier Millimeter groß und sein kleines Herz, das noch einem Wulst gleicht, beginnt zu schlagen. Auch wenn Sie es noch nicht hören können, schlägt es 150 Mal in der Minute – doppelt so schnell wie Ihr eigenes. Wichtige Organe wie die Leber bilden sich weiter aus. Könnten Sie in sich hineinsehen, würden Sie feststellen, dass der Kopf Ihres Babys im Verhältnis zum Körper überdimensional groß ist. Die Gesichtszüge des Embryos beginnen sich zu formen, mit großen, dunklen Punkten an den Stellen, an denen sich die Augen befinden, Öffnungen, die die Nasenlöcher bilden und kleinen Vertiefungen, welche die Position der Ohren markieren.

Die herausragenden Knospen, die einmal Arme und Beine werden, sind jetzt noch besser sichtbar. Die Hände und Füße des Embryos sehen aus wie kleine Paddel. Auch Hirnanhangdrüse und Muskelstränge beginnen zu wachsen. Nach ungefähr der Hälfte dieser Woche wird der Embryo seine ersten Bewegungen vollführen. Das Neuralrohr schließt sich und bildet Gehirn und Wirbelsäule, die sich so ausformt, dass Ihr Baby die für diesen Zeitraum charakteristische C-Form einnimmt.

Woche 7 – Ihr Baby

Ihr Baby hat nun die Größe einer ganz kleinen Traube und sieht fast schon aus wie ein kleiner Mensch. Der Kopf ist zwar verhältnismäßig groß, aber durch das Pigmentieren der Netzhäute und das Entstehen von zwei Nasenlöchern ist das kleine Gesichtchen jetzt deutlich erkennbar. Arme und Beine werden länger und bewegen sich zapplig hin und her. Es bilden sich winzige Finger und Füße, die in dieser Entwicklungsphase mit Schwimmhäuten versehen sind. Nerven und Muskeln verbinden sich. Bis sich das Knochenmark bildet und seine Aufgabe übernehmen kann, produziert die Leber rote Blutkörperchen. Von jetzt an wird Ihr Baby sehr schnell wachsen. Die Organe, die sich bis jetzt gebildet haben, werden komplexer und entwickeln sich immer feiner. Es beginnt die Bildung von Zähnen und Gaumen. Da noch kein Unterhautfettgewebe Schutz bietet, ist die Haut des Babys dünn wie Papier, sodass die darunterliegenden Adern deutlich zu sehen sind. Das Gehirn teilt sich in die rechte und linke Hemisphäre. Die Ausbildung von Leber, Lungen, Nieren, Darm und inneren Sexualorganen ist fast abgeschlossen.

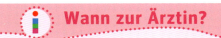

Wann zur Ärztin?

Wann Sie eine medizinische Bestätigung Ihrer Schwangerschaft wünschen, hängt ganz von Ihrem Gefühl dazu ab. Einige Frauen vereinbaren schon sehr früh einen Termin bei ihrer Frauenärztin oder ihrer Hebamme, andere wiederum warten einige Tage ab, um sich mit ihrer Schwangerschaft sicherer zu fühlen.

KÖRPERLICHE UND SEELISCHE VERÄNDERUNGEN

Ihre Woche 8

Ihre Gebärmutter erreicht in dieser Woche die Größe einer kleinen Orange und Sie müssen häufig Wasser lassen, weil sie auf Ihre Blase drückt. Gewöhnen Sie sich daran, ständig nach einer Toilette Ausschau zu halten, da Sie dieses Phänomen noch bis zwei Wochen nach der Geburt begleiten wird. Die Dehnung der sogenannten Mutterbänder, die Ihre Gebärmutter am richtigen Platz halten, kann zu leichten Schmerzen im Unterbauch führen. In dieser Woche werden Sie sich noch oft müde und schnell erschöpft fühlen. Aber nicht mehr lange! Viel Schlaf, Ruhe und Entspannung helfen Ihnen durch diese Tage. Viele Frauen haben in der Frühschwangerschaft Angst, ihr Baby wieder zu verlieren. Aber auch wenn in den ersten zwölf Wochen das Risiko für eine Fehlgeburt am höchsten ist, liegt es nur bei zehn bis elf Prozent, um nach dieser kritischen Phase auf ein Prozent zu sinken.

Ihre Woche 9

Bei einigen Frauen können Erschöpfung und Übelkeit schon etwas nachlassen, aber leider nicht bei allen: Hilfen und Gegenmittel finden Sie auf Seite 124 und 126. Auch wenn der Bauchumfang noch nicht merklich zugenommen hat, finden viele Frauen schon jetzt lockere, wenig einengende Kleidung angenehm. Falls Sie einen BH tragen, kann es sein, dass Sie eine neue Größe benötigen. Seit der Zeugung hat die Gebärmutter ihre Größe verdoppelt.

Die erste Vorsorge vorbereiten

Bereiten Sie sich auf den ersten Vorsorgetermin vor, indem Sie sich in Erinnerung rufen, welche Krankheiten und Kinderkrankheiten Sie schon durchgemacht haben. Auch ein kräftiges Frühstück dient der Vorbereitung. Sie stärken so den Kreislauf für die Blutuntersuchungen. Ein zusätzliches Getränk in der Handtasche lässt Sie auch längere Wartezeiten gut überstehen.

Ihre Woche 10

Typisch für diese Woche sind heftige Stimmungsschwankungen, die sich in Form von wahren Gefühlsausbrüchen auf Ihre Umwelt entladen können. Grund ist die Sorge über den glücklichen Verlauf der Schwangerschaft sowie das Nachdenken darüber, wie sich das Leben mit Baby gestalten wird.
Wahrscheinlich werden Sie sich mit Hinweisen und Möglichkeiten zu weitergehenden vorgeburtlichen Untersuchungen (Seite 92) konfrontiert sehen. Informieren Sie sich über Sinn, Methoden und Aussagekraft dieser Verfahren. Lassen Sie sich unabhängig beraten, wenn Sie am Sinn der Maßnahmen zweifeln (Seite 96) und haben Sie den Mut, Angebote abzulehnen, wenn Sie sich damit wohler fühlen.

Die Entwicklung Ihres Babys

Woche 8 – Ihr Baby

Ihr Baby ist nun so groß wie eine kleine Bohne und misst vom Scheitel bis zu den Füßen 14 bis 20 Millimeter. Der Kopf ist im Verhältnis zum Körper noch sehr groß. Der embryonale Schwanz, ein Überbleibsel der Evolution des Menschen, verschwindet und alle Organe, Muskeln und Nerven beginnen zu arbeiten. Die Hände biegen sich am Handgelenk und die Füße verlieren langsam ihre Schwimmhäute. Das Innenohr, das wichtig ist fürs Hören und den Gleichgewichtssinn, entwickelt sich weiter. Eine Nasenspitze ist langsam zu entdecken. Unter der dünnen Haut sind feine rote Blutgefäße erkennbar. Arme und Beine wachsen und werden stabiler. Es bilden sich Gelenke. Die Bewegungen Ihres Babys zeigen sich nun schon deutlich auf dem Monitor des Ultraschallgeräts. Diese Sensation können Sie in etwa zehn bis zwölf Wochen selbst fühlen: Zunächst als zartes Flattern, dann mit den Wochen immer deutlicher in Form von Tritten, die zum Teil recht kräftig ausfallen. In der Nabelschnur haben sich nun alle Blutgefäße ausgebildet, um Ihr Baby gut zu versorgen und alle Stoffwechselprodukte abzutransportieren.

Woche 9 – Ihr Baby

Am Ende dieser Woche misst der Embryo vom Scheitel bis zum Steiß, auch Scheitel-Steiß-Länge (SSL) genannt, zirka 1,8 Zentimeter und wiegt ungefähr zwei Gramm. Der Körper Ihres Babys streckt sich, der Nacken entsteht und Ihr Baby wirkt noch »menschlicher«. Das Innenohr ist am Ende der Woche ausgebildet, sodass Ihr Kind erste Töne wahrnehmen kann. Die Augenlider bedecken nahezu die Augen und sind noch mit der Haut verschmolzen. Sie öffnen sich nicht vor der 26. bis 27. Woche. Eine erste Nervenverbindung zwischen Augen und Gehirn entsteht.
Finger und Zehen lassen sich jetzt deutlich unterscheiden. Die Arme werden länger und sind an den Ellenbogen abgewinkelt. Auch das Zwerchfell bildet sich und die Genitalien beginnen sich zu formen. Die Frage, ob Sie sich auf ein Mädchen oder einen Jungen freuen dürfen, lässt sich allerdings noch nicht beantworten. Das Geschlecht des Babys ist erst ab der 15. Woche per Ultraschall darstellbar.

Woche 10 – Ihr Baby

Von Scheitel bis zum Steiß ist Ihr Baby zirka zwei bis drei Zentimeter lang und wiegt weniger als vier Gramm. Trotzdem ist der erste große Entwicklungsschritt vollzogen: In dieser Woche wird es vom Embryo zum Fötus. Die Anlage aller wichtigen Organe, Glieder, Blutgefäße, Nägel und Zähne ist abgeschlossen. Von jetzt an braucht Ihr Baby nur noch zu wachsen, bis es außerhalb Ihres Körpers lebensfähig ist. In den nächsten Wochen und Monaten werden sich die Organe weiter ausbilden und in ihren Funktionen organisieren und Ihr Baby wird rasant wachsen. Tun Sie sich viel Gutes, ernähren Sie sich gesund und verzichten Sie auf alle Genussgifte, dann kann Ihr Baby sich wunderbar entwickeln.

KÖRPERLICHE UND SEELISCHE VERÄNDERUNGEN

Ihre Woche 11

Im ersten Schwangerschaftsdrittel nehmen Sie durchschnittlich ein bis drei Kilo zu. Wenn Sie sich häufig übergeben oder Ihnen immer noch andauernd übel ist, kann es auch sein, dass Sie etwas Gewicht verlieren. Denken Sie an regelmäßiges Trinken. Weil in dieser Woche das Blutvolumen steigt, haben Sie vielleicht sowieso häufiger Durst. Ihr Herz muss noch mehr Blut durch den Körper pumpen und als Nebeneffekt Ihres so beschleunigten Kreislaufs fühlen sich Hände und Füße wärmer an als sonst. Vielen Frauen macht nun der Besuch von Kursen Spaß. Dazu gehören Yoga, Tai Chi, Bauchtanz, Gymnastik im Wasser oder an Land.

Eine Hebamme finden

Wenn Sie Hebammenbetreuung wünschen, ist nun der Zeitpunkt gekommen, sich um »Ihre« Hebamme zu bemühen. Hebammen nehmen immer nur eine bestimmte Anzahl von Betreuungen an, um ihre Zeit gut einteilen und die Qualität ihrer Arbeit halten zu können. Sie finden im Serviceteil Telefonnummern der Hebammenlandes- und Bundesverbände (siehe Seite 173). Wichtig ist, dass die Hebamme gut zu Ihnen passt, da sie Sie bis zum Ende der Stillzeit begleiten kann. Für solch einen langen Zeitraum muss die Chemie stimmen!

Ihre Woche 12

Jetzt haben Sie das Ende des ersten Schwangerschaftsdrittels erreicht. Das Risiko für eine Fehlgeburt sinkt nun auf unter ein Prozent, sodass Sie sich von nun an keine Sorgen mehr zu machen brauchen und allen in Ihrer Umgebung von der Schwangerschaft berichten können. Falls nötig bekommen Sie bei Ihrer Ärztin oder Hebamme eine Bescheinigung über Ihre Schwangerschaft für Ihren Arbeitgeber. Bei den meisten Frauen lässt die Übelkeit nun deutlich nach. Manchmal bessert der Zustand sich aber erst zwischen der 14. und 16. Woche. Die Gebärmutter ist über dem Schambein von außen nun gut zu tasten. Beim zweiten oder weiteren Kindern wird sich der Bauch schon etwas runden. Beim ersten Kind dauert es allerdings noch ein wenig, bis die schönen Rundungen zu sehen sind. Oft findet in dieser Woche die zweite Vorsorgeuntersuchung statt.
Wenn Sie über die übliche Schwangerschaftsvorsorge hinaus ein Verfahren der Pränataldiagnostik (Seite 100) in Anspruch nehmen wollen, ist jetzt der passende Zeitpunkt für folgende Untersuchungen:
- Nackenfaltenmessung
- Ersttrimestertest
- Chorionzottenbiopsie

Machen Sie sich vor den Untersuchungen Gedanken darüber, mit welchen Konsequenzen Sie möglicherweise konfrontiert werden und was dies für Sie bedeuten kann (Seite 102).

Die Entwicklung Ihres Babys

Woche 11 – Ihr Baby

Vom Scheitel bis zum Steiß misst das Baby vier bis fünf Zentimeter. Es verfügt über alle wichtigen Körperteile, von den Zahnwurzeln bis zu den Fußnägeln. Der Kopf macht die Hälfte seiner Größe aus. Der Hals ist länger geworden und es kann den Kopf dadurch zu den Seiten und vor- und zurückbewegen. Die Ohren wandern an den für uns vertrauten Ort. Auf der Zunge bilden sich die ersten kleinen Geschmacksnerven und Ihr Baby lernt, kleine Schlucke Fruchtwasser zu trinken.
Es tritt und strampelt fleißig in seiner Fruchtblase. Die Bewegungen sind dabei so fließend, dass es aussieht, als führte es ein Wasserballett auf. Alle Finger und alle Zehen sind nun einzeln sichtbar und klar voneinander getrennt. Seine Hauptaufgabe besteht in den nächsten sechs Monaten vor allem darin, größer zu werden – so lange, bis es auch außerhalb des Mutterleibes sicher und gesund überleben kann.

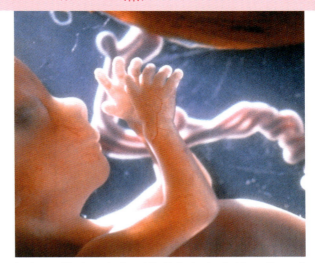

In der 12. Woche schwimmt Ihr Baby in der Gebärmutter und hat viel Platz für Bewegungen.

Woche 12 – Ihr Baby

Ihr Baby ist vom Scheitel bis zum Steiß zirka fünf bis sechs Zentimeter groß und wiegt ungefähr 14 Gramm. Es kann gähnen, am Finger saugen, lächeln und die Stirn runzeln. In seinem kleinen Gesicht ist alles am richtigen Platz. Die Augen, die sich zunächst an der Seite des Kopfes gebildet haben, wachsen jetzt dichter zusammen. Die Nervenzellen haben sich mit großer Geschwindigkeit vervielfältigt und im Gehirn bilden sich die ersten Synapsen. 20 Zahnwurzeln sind gebildet, die Knochen werden langsam härter und winzige Haare beginnen zu wachsen. Die Nägel an Fingern und Zehen werden sichtbar. Ihr Baby macht rege Turnübungen im Fruchtwasser und lässt sich bei Ultraschalluntersuchungen dabei beobachten. Sein Verdauungssystem kann Zucker ins Blut aufnehmen. Das kleine Herz schlägt 120- bis 160-mal pro Minute, also doppelt so schnell wie bei Erwachsenen.
Die Leber produziert Gallenflüssigkeit und die Nieren sondern Urin in die Blase ab. Ihr Baby zeigt die ersten Reflexe. Vor allem der Greifreflex ist schon ausgebildet. Könnte man seine Handflächen und Fußsohlen berühren, würden sich die Finger schließen und die Zehen krümmen.

DAS 1. DRITTEL: WOCHE 1 BIS 12

Zeit für Erholung

Wundern Sie sich nicht, wenn Sie sich in den ersten Wochen der Schwangerschaft müde und erschöpft fühlen. Die hormonellen Umstellungen brauchen Ihre Kraft und so ist die riesige Müdigkeit eine ganz natürliche Bremse und auch Aufforderung, sich mehr zu schonen. Schlafen Sie, sooft Sie können, und überlegen Sie sich, was und wer Ihnen zur Entspannung guttun kann! Es scheint so etwas wie ein Naturgesetz zu sein, dass Sie die Zeit der Schwangerschaft und auch die Geburt angstfreier und entspannter erleben können, wenn es Ihnen gelingt, sich im Alltag regelmäßig kleine Oasen der Ruhe zu schaffen.

Für diese Entspannungsphasen ist es wichtig zu wissen, was sich für Sie persönlich richtig und gut anfühlt. Dazu müssen Sie nicht Ihr Leben völlig umkrempeln. Wie schön kann ein Bad in der warmen Wanne sein, oder die angenehme Rücken-, Bauch oder auch Fußreflexzonenmassage vom Partner oder der Freundin. Gönnen Sie sich diese bewussten Auszeiten vom Alltagsstress. Selbst der Moment auf dem Sofa mit den Händen auf dem Bauch und im Zwiegespräch mit Ihrem Baby ist eine schöne Verschnaufpause.

Wenn Sie schon mit Kindern in der Familie leben, werden Sie wahrscheinlich öfter müde und erschöpft sein. Das ist auch kein Wunder, weil zusätzlich noch andere kleine Menschen viel von Ihrer Kraft fordern. Versuchen Sie, alles ein bisschen ruhiger anzugehen, und

Gesund durch den Arbeitsalltag

- Achten Sie auf ausreichende Erholungspausen, die Sie einfordern dürfen, wenn sie nicht eingehalten werden. Wenn Sie überwiegend sitzen müssen, ist ein höhenverstellbarer Stuhl mit Armlehnen angenehm für den Rücken.
- Bei stehenden Tätigkeiten sollte immer ein Hocker oder ein Stuhl bereitstehen.
- Vertreten Sie sich die Beine und legen Sie regelmäßig alle zwei Stunden eine 15-minütige Pause ein, wenn Sie viel vor dem Bildschirm arbeiten.
- Deponieren Sie Wasser, Fruchtsaft und gesunde Snacks wie Nüsse, Trockenobst und Müsli-Riegel an Ihrem Arbeitsplatz.
- Informieren Sie sich über die gesetzlichen Mutterschutzbestimmungen und übernehmen Sie nur Tätigkeiten, die in diesem eng abgesteckten Rahmen zulässig sind (Seite 32).

holen Sie sich viel Unterstützung von Familie und Freunden. Dazu kann ein gemeinsamer Wochenendeinkauf mit dem Kombi Ihrer Schwester gehören oder der Oma-Opa-Nachmittag ein- bis zweimal die Woche, damit Sie sich beim Abholen der Großen aus der Kita nicht so hetzen müssen.

Die große Erschöpfung ist zwischen der 12. und 14. Schwangerschaftswoche wie weggeblasen und Sie fühlen sich bis Ende des achten Monats wieder energiegeladener und unternehmungslustiger.

Entspannungsübung zum Stressabbau

Diese Übung passt gut ins Wartezimmer und hilft während der Geburt bei der Wehenarbeit, wenn Sie sich vorstellen, Schmerzen loszulassen.

- Stellen Sie Handy und Telefon leise und nehmen Sie sich 15 Minuten Zeit.
- Suchen Sie sich einen ruhigen und bequemen Platz. Polstern Sie Rücken und Schultern mit Kissen. Dann atmen Sie einige Male ruhig und tief durch die Nase ein, durch den Mund aus und schließen Ihre Augen.
- Achten Sie bewusst auf das Geräusch, dass die Luft beim Ausatmen verursacht, und halten Sie den Mund leicht geöffnet.
- Nun stellen Sie sich vor, dass die Luft beim Ausatmen farbig aus Ihnen herausströmt. Wählen Sie eine dunkle, starke Farbe. Beobachten Sie diesen farbigen Luftstrom einige Atemzüge lang.
- Nun stellen Sie sich vor, dass die dunkle Farbe den Stress repräsentiert, der in Ihrem Körper gestaut ist.
- Jeder langsame, ruhige Atemzug hilft Ihnen, Spannung abzugeben. Dabei wird die Farbe blasser und blasser, je mehr Sie entspannen. Genießen Sie diesen entspannten Zustand und das Gefühl, sich weich zu fühlen, einige Atemzüge lang.
- Wenn die Farbe ganz verschwunden ist, nehmen Sie einen ganz tiefen Atemzug bis zu Ihrem Baby im Bauch, pusten langsam aus und streicheln Ihr Baby mit langen, ruhigen Bewegungen. Dann öffnen Sie Ihre Augen, räkeln und strecken sich und leben Ihren Tag mit diesem ruhigen Gefühl zu sich weiter.

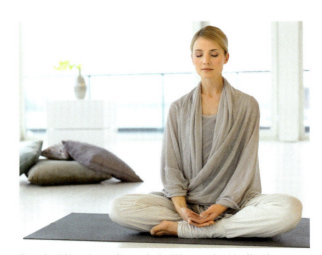

Regelmäßige Auszeiten wie bei Yoga oder Meditation helfen, Stress gar nicht erst aufkommen zu lassen.

Rechtliche und finanzielle Hilfen

Mit der Geburt Ihres Babys kommt einiges an Papierkram auf Sie zu. Zum Glück können Sie vieles davon schon während der Schwangerschaft vorbereiten, sodass später nur noch Name und Geburtsdatum Ihres Kindes eingetragen werden müssen.

Mutterschutzgesetz

Das Mutterschutzgesetz gilt für alle werdenden Mütter, die in einem Arbeitsverhältnis stehen. Das heißt auch für Heimarbeiterinnen, Hausangestellte, geringfügig Beschäftige und weibliche Auszubildende mit einem Arbeitsvertrag. Wenn Sie Ihre Schwangerschaft öffentlich gemacht haben, wird Ihr Arbeitgeber diese an das Gewerbeaufsichtsamt melden. Es ist zuständig für die Überwachung und Einhaltung des Mutterschutzgesetzes. Sinn des gesetzlichen Mutterschutzes ist es, die in einem abhängigen Beschäftigungsverhältnis stehende Schwangere und ihr Baby vor Gefahren am Arbeitsplatz, vor finanziellen Einbußen sowie vor dem Verlust des Arbeitsplatzes während der Schwangerschaft und einige Zeit darüber hinaus zu schützen.

Mutterschutzfristen

Werdende Mütter dürfen in den letzten sechs Wochen vor der Geburt und bis zum Ablauf von acht Wochen danach, bei Früh- und Mehrlingsgeburten bis zum Ablauf von zwölf Wochen nach der Geburt, nicht beschäftigt werden. Unter den Begriff »Frühgeburt« werden auch alle Babys gerechnet, die bei der Geburt weniger als 2500 Gramm wiegen. Bei medizinischen Frühgeburten (Geburt vor der 37. Schwangerschaftswoche) und Geburten vor dem errechneten Termin verlängert sich die Mutterschutzfrist nach der Geburt um die Tage, die vor der Geburt nicht in Anspruch genommen werden konnten.

Mutterschutzlohn bei Beschäftigungsverbot

Das Mutterschutzgesetz sieht zum Schutz der Schwangeren und ihres Babys außerhalb der allgemeinen Schutzfristen generelle und individuelle Beschäftigungsverbote vor. Um Sie in dieser Zeit vor finanziellen Nachteilen zu schützen, regelt das Mutterschutzgesetz das Arbeitsentgelt bei Beschäftigungsverboten. Das gilt leider aber nicht, wenn der Arbeitsvertrag während dieser Zeit endet. Der sogenannte Mutterschutzlohn entspricht in der Regel wenigstens der Höhe des Durchschnittsverdienstes der letzten 13 Wochen oder bei monatlicher Entlohnung der letzten drei Monate vor dem Eintritt der Schwangerschaft. Die Ausfallzeiten wegen mutterschutzrechtlicher Beschäftigungsverbote, somit auch während der Mutterschutzfristen, gelten bei der Berechnung des Urlaubsanspruchs grundsätzlich als Beschäftigungszeiten.

Kündigungsschutz

Sie genießen als angestellte Berufstätige während der Schwangerschaft einen besonderen Kündigungsschutz. Voraussetzung ist allerdings, dass das Unternehmen über die Schwangerschaft informiert ist. Kündigungsschutz besteht grundsätzlich vom ersten Tag der Schwangerschaft an.

Vaterschaftsanerkennung

Vater eines Kindes ist nach dem Bürgerlichen Gesetzbuch derjenige, der zum Zeitpunkt der Geburt mit der Mutter verheiratet ist oder es bis 300 Tage vor der Geburt war, der die Vaterschaft anerkannt hat oder dessen Vaterschaft gerichtlich festgestellt wurde. Der Vater eines nicht in der Ehe geborenen Kindes kann die Vaterschaft mit Zustimmung der Mutter anerkennen. Dies ist auch schon während der Schwangerschaft beim Jugendamt oder Standesamt per Antrag möglich. Mit Zustimmung der Mutter kann der Vater beim Jugendamt auch das gemeinsame Sorgerecht erklären. Der Vater muss seinen Personalausweis und seine Geburtsurkunde mitnehmen. Die Mutter muss der Vaterschaftsanerkennung zustimmen, damit sie gültig wird. Bei der Anerkennung vor der Geburt steht der Vater wie bei verheirateten Eltern von Anfang an mit im Geburtenbuch.

Rechtliche Bestimmungen

Sobald Sie schwanger sind, gelten zu Ihrem Schutz und Ihrer Sicherheit am Arbeitsplatz besondere gesetzlich vorgeschriebene Regeln. Es ist sehr wichtig, dass Sie Ihre Rechte kennen, damit Sie für ihre Einhaltung eintreten können. Die wichtigsten Bestimmungen lauten:

- Ihr Arbeitgeber muss Sie für Arztbesuche freistellen, ohne dass Sie die dadurch verlorene Zeitnacharbeiten müssen.
- In der Schwangerschaft brauchen Sie keine Arbeiten zu verrichten, die die Gesundheit Ihres Kindes bedrohen. Dazu gehören Tätigkeiten, bei denen Sie mit gesundheitsgefährdenden Stoffen in Berührung kommen oder giftigen Dämpfen, Hitze, Kälte, Nässe, Erschütterungen oder Lärm ausgesetzt sind.
- Für Arbeiten, bei denen Sie sich häufig beugen und strecken, regelmäßig Lasten von mehr als fünf Kilo (gelegentlich mehr als zehn Kilo) tragen oder mehr als vier Stunden täglich stehen müssen (ab dem fünften Schwangerschaftsmonat), gilt ein Beschäftigungsverbot.
- Nicht zulässig sind ferner Akkord- und Fließbandarbeit sowie nach Ablauf des dritten Monats die Arbeit auf Beförderungsmitteln.

Finanzielle Unterstützungsmöglichkeiten

Bei Arbeitslosigkeit, drohendem Verlust der Wohnung, Verschuldung oder ähnlichen Krisen können Sie als werdende Eltern auf Hilfe und Unterstützung zurückgreifen. Umfassende Informationen zu den bestehenden Hilfsangeboten stellt das Bundesministerium für Familie, Senioren, Frauen und Jugend auf seinen Internetseiten zur Verfügung (siehe Anhang Seite 174).

Mutterschaftsgeld

Während der Schutzfristen erhalten Arbeitnehmerinnen die freiwillig- oder pflichtversicherte Mitglieder in der gesetzlichen Krankenversicherung mit Anspruch auf Krankengeld sind, von ihrer Krankenkasse Mutterschaftsgeld. Die Höhe des Mutterschaftsgeldes richtet sich nach dem um die gesetzlichen Abzüge verminderten durchschnittlichen Arbeitsentgelt der letzten drei vollständig abgerechneten Kalendermonate. Bei einer wöchentlichen Abrechnung handelt es sich um die letzten 13 Wochen vor Beginn der Schutzfrist vor der Entbindung. Das Mutterschaftsgeld beträgt höchstens 13 Euro für den Kalendertag.

Darüber hinaus gibt es den Arbeitgeberzuschuss zum Mutterschaftsgeld. Wenn der durchschnittliche kalendertägliche Nettolohn den Betrag von 13 Euro übersteigt, was wohl meist der Fall ist, muss der Arbeitgeber die Differenz als Zuschuss zum Mutterschaftsgeld zahlen.

Arbeitnehmerinnen, die nicht selbst Mitglied einer gesetzlichen Krankenkasse sind, zum Beispiel privat krankenversicherte oder in der gesetzlichen Krankenversicherung familienversicherte Frauen oder geringfügig beschäftigte Frauen, erhalten Mutterschaftsgeld in Höhe von insgesamt höchstens 210 Euro.

Basiselterngeld und Elterngeld Plus

Anspruch auf Elterngeld haben alle Eltern, die ihr Baby in den ersten 14 Lebensmonaten selbst betreuen und deshalb nicht voll erwerbstätig sind. Beim Elterngeld Plus können Eltern auch über den 14. Lebensmonat des Kindes hinaus ihr Kind betreuen. Die Höhe des Elterngeld Plus liegt dabei bei höchstens der Hälfte des monatlichen Elterngeldbetrags. Elterngeld und Elterngeld Plus lassen sich kombinieren. Arbeiten Mutter und Vater nach dieser Zeit für vier aufeinanderfolgende Monate gleichzeitig zwischen 25 und 30 Wochenstunden, erhält jeder von ihnen einen Partnerschaftsbonus in Form von vier zusätzlichen Elterngeld Plus-Monaten. Mehr Infos: www.familien-wegweiser.de

Kindergeld (Stand 2018)

Mit dem Kindergeld werden in Deutschland Familien mit Kindern unterstützt. Es ist einkommensunabhängig und beträgt ab dem dritten Kind gestaffelt
- für das erste und zweite Kind monatlich 194 Euro,
- für das dritte Kind monatlich 200 Euro,
- für das vierte und jedes weitere Kind monatlich 221 Euro.

Rechtliche und finanzielle Hilfen

Kindergeld gibt es grundsätzlich für
- alle Kinder bis zum 18. Lebensjahr,
- Kinder in Ausbildung bis zum 25. Lebensjahr,
- arbeitslose Kinder bis zum 21. Lebensjahr.

Unterstützung bei Mehrlingen

Familien mit Mehrlingen sind persönlich und finanziell stark belastet. Es gibt jedoch zusätzliche staatliche Leistungen und Hilfen von privaten Trägern, die Engpässe überbrücken helfen. Das Bundesministerium für Familie, Senioren, Frauen und Jugend informiert über Ansprüche auf staatliche Unterstützung und die Möglichkeiten der Bundesstiftung »Mutter und Kind« sowie die Regelungen des Mutterschutzes und der Elternzeit (siehe Anhang, Seite 174).

Steuerliche Freibeträge für Kinder

Die Freibeträge für Kinder dienen der verfassungsrechtlich gebotenen Steuerfreistellung des Existenzminimums eines Kindes im Alter von 0 bis grundsätzlich 25 Jahren. Das Finanzamt prüft im Rahmen der jährlichen Einkommensteuerveranlagung, ob der Kinderfreibetrag für die Eltern günstiger ist oder das ausbezahlte Kindergeld. Diese Prüfung erfolgt automatisch und muss nicht beantragt werden.
Die Freibeträge für Kinder basieren auf
- dem Existenzminimum für Kinder, dem sogenannten Kinderfreibetrag,
- dem zu berücksichtigenden Betreuungs- und Erziehungs- oder Ausbildungsbedarf,
- dem zusätzlichen Entlastungsbeitrag bei Alleinstehenden.

Unter Existenzminimum werden die Mittel zur Bestreitung des Lebensunterhalts wie Nahrung, Wohnen und Kleidungsbedarf eines Kindes zusammengefasst. In Deutschland beträgt 2018 der volle Freibetrag zur Sicherung des Existenzminimums für ein Kind 4 788 Euro im Jahr. Der Freibetrag für Betreuungs- und Erziehungs- oder Ausbildungsbedarf beträgt 2 640 Euro im Jahr. Bei der Einkommensteuerveranlagung werden beide Freibeträge zusammengezogen. Sind Sie verheiratet und werden zusammen veranlagt, werden die Freibeträge für Kinder von insgesamt 7 428 Euro im Jahr berücksichtigt. Bei getrennter Veranlagung wird bei jedem Elternteil ein Betrag in Höhe von 3 714 Euro berücksichtigt.

Alleinstehende und -erziehende, zu deren Haushalt mindestens ein Kind gehört, für das ihnen Kindergeld beziehungsweise ein Freibetrag für Kinder zusteht, erhalten einen steuerlichen Entlastungsbetrag von 1 908 Euro jährlich. Ab dem zweiten Kind erhöht sich dieser um weitere 240 Euro für jedes weitere Kind. Die Freibeträge werden bei allen Eltern beim Solidaritätszuschlag und bei der Kirchensteuer berücksichtigt.

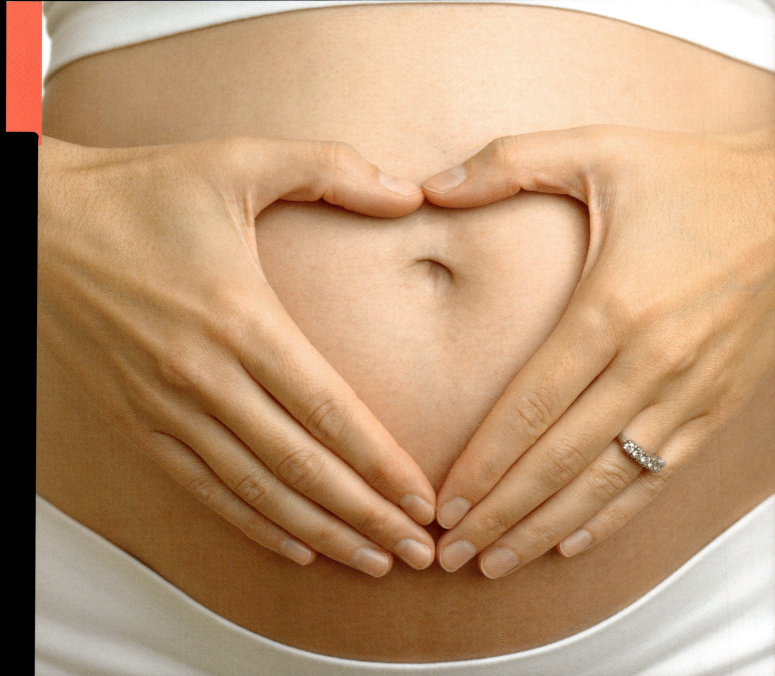

DAS 2. DRITTEL: WOCHE 13 BIS 27

Ihre Schwangerschaft Woche für Woche 38
    Ihre Woche 13 38
    Ihre Woche 14 38
    Ihre Woche 15 38
    Woche 13 – Ihr Baby 39
    Woche 14 – Ihr Baby 39
    Woche 15 – Ihr Baby 39
    Ihre Woche 16 40
    Ihre Woche 17 40
    Ihre Woche 18 40
    Woche 16 – Ihr Baby 41
    Woche 17 – Ihr Baby 41
    Woche 18 – Ihr Baby 41
    Ihre Woche 19 42
    Ihre Woche 20 42
    Ihre Woche 21 42
    Woche 19 – Ihr Baby 43
    Woche 20 – Ihr Baby 43
    Woche 21 – Ihr Baby 43
    Ihre Woche 22 44
    Ihre Woche 23 44
    Ihre Woche 24 44
    Woche 22 – Ihr Baby 45
    Woche 23 – Ihr Baby 45
    Woche 24 – Ihr Baby 45
    Ihre Woche 25 46
    Ihre Woche 26 46
    Ihre Woche 27 46
    Woche 25 – Ihr Baby 47
    Woche 26 – Ihr Baby 47
    Woche 27 – Ihr Baby 47
Entspannung und Wellness 48
    Sauna in der Schwangerschaft 48
    Die Beziehung zu Ihrem Baby 49
Die Zeit der Planung und des Nestbaus 50
    Renovierungen 50
    Besorgungen vor der Geburt 51
Urlaubsreisen 56
    Geeignete Reiseziele 56
    Am Urlaubsort ist Hygiene wichtig 56
    Reise mit der Bahn 57
    Reise mit dem Auto 57
    Reise mit dem Flugzeug 57

KÖRPERLICHE UND SEELISCHE VERÄNDERUNGEN

Ihre Schwangerschaft Woche für Woche

Ihre Woche 13

Mit dieser Woche sind Sie im zweiten Trimester angekommen. Einige Frauen können ein kleines Bäuchlein schon nicht mehr ganz verstecken, da die Gebärmutter mittlerweile auf die Größe einer Grapefruit angewachsen ist. Der ständige Druck auf die Blase und die starke Müdigkeit lässt bei vielen Frauen jetzt nach. Dafür beginnen die Brüste mit der Produktion von Vormilch und bereiten sich so darauf vor, ein hungriges Neugeborenes zu ernähren.

Ihre Woche 14

Viele Frauen erleben die kommenden Wochen als weitgehend beschwerdefrei und genießen die Schwangerschaft in vollen Zügen. Ein günstiger Zeitpunkt, um mit einem moderaten Bewegungsprogramm zu beginnen. Schwimmen und Walking, Yoga oder Pilates sind geeignete Sportarten. Studien haben gezeigt, dass Frauen, die regelmäßig mittelstark trainieren, um zwei bis drei Stunden kürzere Geburten erleben, als Frauen, die völlig untrainiert sind. Auch bei Ihrem Zahnarzt sollten Sie jetzt einen Termin vereinbaren. Kariöse Zähne müssen dringend noch während der Schwangerschaft behandelt werden, damit die Bakterien nicht beim Kuscheln auf Ihr Baby übertragen werden können. Dasselbe gilt im Übrigen auch für Ihren Partner. Zudem erhöhen unbehandelte Zahnfleischentzündungen das Risiko für eine Fehlgeburt.

Ihre Woche 15

Wenn Sie Ihr zweites oder ein weiteres Baby erwarten, kann es sein, dass Sie schon jetzt die ersten kleinen Bewegungen Ihres Babys spüren. Bei einem ersten Baby müssen Sie noch vier bis sechs Wochen auf diese einzigartige Empfindung warten. Die Gebärmutter ist schon bis kurz unter den Nabel gewachsen. Schützen Sie Ihre Haut bei Sonneneinwirkung mit einem hohen Sonnenschutzfaktor vor schädlichen Strahlen. Sie werden zwar schneller braun und sind stärker pigmentiert, können aber im Gesicht mit den schwangerschaftstypischen dunklen Flecken reagieren. Zum Glück verschwinden diese nach der Geburt wieder. Im Gegensatz zu Besenreisern, die häufig ab dieser Woche auftauchen und nie mehr ganz verblassen.

Woche 13 – Ihr Baby

Vom Scheitel bis zum Steiß misst das Baby nun etwa sieben Zentimeter und wiegt zirka 30 Gramm. Falls Ihr Baby diesen Durchschnittsangaben nicht entspricht, brauchen Sie sich aber keine Sorgen zu machen, da Experten mittlerweile davon ausgehen, dass sich schon in der Gebärmutter jedes Baby unterschiedlich entwickelt. Die menschlichen Proportionen beginnen sich zurechtzurücken, der Kopf wächst nicht mehr im gleichen Tempo wie der restliche Körper. Die äußeren Geschlechtsorgane entwickeln sich und das Baby kann die Hände zu Fäustchen formen. Bereits jetzt weisen seine Fingerspitzen einzigartige Papillarmuster auf, die es von allen anderen Menschen auf der Welt unterscheiden. Wenn Sie sanft gegen Ihren Bauch schubsen und Ihr Baby dies wahrnimmt, wird der Brustsuchreflex ausgelöst, den Ihr Kind zum Aufbau der Stillbeziehung braucht: Wenn Sie seine Mundwinkel berühren, wendet es den Kopf, um nach der Brustwarze zu suchen.

Woche 14 – Ihr Baby

In dieser Woche ist Ihr Baby vom Scheitel bis zum Steiß ungefähr acht Zentimeter lang und wiegt 40 Gramm. Die Haut ist mit weichem Flaumhaar – der sogenannten Lanugobehaarung – bedeckt, das bis zur Geburt wieder verschwindet. Augenbrauen und das Kopfhaar beginnen zu wachsen. Die spätere Farbe der Haare entwickelt sich aber erst nach der Geburt. Ihr Baby kann nun greifen, die Stirn runzeln, blinzeln und Grimassen schneiden. Es kann sogar seinen Daumen finden und daran lutschen. Auch die Harnblase arbeitet schon regelmäßig. Ihr Baby trinkt Fruchtwasser, das in den Nieren gefiltert wird, und scheidet es als Urin aus.

Woche 15 – Ihr Baby

Nun misst Ihr Baby vom Scheitel bis zum Steiß ungefähr zehn Zentimeter und wiegt etwa 70 Gramm. Von dieser Woche an kann Ihr Baby Schwingungen wahrnehmen, da die kleinen Knochen des Innenohrs fertig ausgebildet sind. Es spürt also, wenn Sie sprechen. Untersuchungen zeigen, dass Babys Herztonveränderungen zeigen und mehr strampeln, wenn sie diese Schwingungen des Redens mitbekommen. Ihr Baby beginnt mit der Nabelschnur zu spielen. Die Beinchen sind länger als die Arme, die Fingernägel sind ausgebildet und alle Gelenke und Glieder können sich bewegen. Die äußeren Geschlechtsorgane sind nun genügend entwickelt, um mit Ultraschall zu sehen, ob Sie einen Jungen oder ein Mädchen erwarten.

Wachstumshilfe

Damit Ihr Baby stabile Knochen bekommt, braucht es jetzt besonders viel Kalzium. Sie können seine Entwicklung unterstützen, wenn Sie viel Milch und Milchprodukte zu sich nehmen.

KÖRPERLICHE UND SEELISCHE VERÄNDERUNGEN

Ihre Woche 16

Bei vielen Frauen ist der Babybauch mittlerweile so groß, dass sie nicht mehr in ihre alte Kleidung passen: Jetzt ist es an der Zeit, sich nach passender Schwangerschaftsmode umzusehen. Vielleicht lässt sich der Einkaufsbummel ja mit dem dritten Vorsorgetermin verbinden, der häufig in dieser Woche stattfindet. Viele Frauen können sich in dieser Woche über ein frisches, gesundes Aussehen und besonders füllige Haare freuen. Manche Auswirkungen der hormonellen Umstellung, wie die erhöhte Blutzirkulation, sind einfach wunderbar! Gebärmutter und Plazenta wachsen weiter und produzieren ungefähr 250 Milliliter Fruchtwasser als Polster für Ihr Baby. Viele Frauen erleben nun einen bis dahin unbekannten Süßhunger, der sich in Hamsterkäufen von Schokolade und Co. äußern kann. Die gesunde Alternative zu Schokolade und Gummibärchen sind Nüsse und Trockenobst.

Jeder Bauch ist anders

Manche Frauen tragen ihren Bauch nach vorn gewölbt, andere eher über die Breite des Beckens. Einige von Ihnen werden sich rundherum polstern und andere sind noch in der 40. Woche von hinten nicht als Schwangere erkennbar: Jeder Babybauch ist anders!

Ihre Woche 17

Mit dem Wachstum der Gebärmutter hat sich der Körperschwerpunkt verändert und die großen Haltebänder, die die Gebärmutter an ihrem Platz halten, können unter Spannung geraten. Spürbar ist dies für Sie als leichter Zugschmerz an beiden Seiten des Nabels bis in die Leisten und auch im Rücken in Richtung Kreuzbein. Wenn Sie sich dadurch ein wenig aus dem Gleichgewicht fühlen, hilft es, langsamer zu laufen und flache Schuhe zu tragen, bis Sie sich an das neue Körpergefühl gewöhnt haben. Falls Sie mit Ihrem Partner vor der Geburt noch einmal verreisen möchten, ist dafür jetzt ein guter Zeitpunkt (Seite 56).

Ihre Woche 18

Ihre Gebärmutter ist nun über das kleine Becken hinaus gewachsen, hat ungefähr die Größe einer Melone und wächst weiter Richtung Nabel. Das hat den angenehmen Effekt, dass Sie nachts nicht mehr so häufig auf die Toilette müssen, weil Ihr Baby nicht mehr auf die Blase drückt. Die stärkere Durchblutung des Beckenbodens kann eine große Lust auf Sex bewirken. Eigentlich könnten Sie auch gut schlafen, wenn da nicht Beschwerden wie eine verstopfte Nase (Seite 125) oder Wadenkrämpfe (Seite 127) wären. Auch Rückenschmerzen (Seite 124) können häufiger auftreten. Jetzt bildet sich auch die dunkle Linie vom Nabel zum Schambein, die sogenannte Linea negra. Eine typische Hauterscheinung, die nach der Geburt wieder völlig verschwindet.

Woche 16 – Ihr Baby

Ihr Baby misst ungefähr zwölf Zentimeter vom Scheitel bis zum Steiß und wiegt zirka 100 Gramm. Die Nervenverbindungen zwischen Gehirn und Muskeln werden immer dichter, so dass die Zusammenarbeit immer besser klappt. Ihr Baby übt Purzelbäume und spielt mit der Nabelschnur. Aber auch wenn es einmal kräftig zupackt, wird es die Schnur nicht lange genug festhalten, um sich selbst zu schaden. Eine gelartige Masse um die Nabelschnurgefäße herum verhindert dies.
Es kann sich schon fünf Minuten am Stück bewegen. Die Haut ist ganz durchscheinend, weil sich noch kein Unterhautfettgewebe gebildet hat. Ihr Baby braucht es erst für sein Leben nach der Geburt, um die Körpertemperatur zu halten und die Haut vor schädlichen Einflüssen zu schützen.
In den nächsten drei Wochen macht Ihr Baby einen enormen Wachstumsschub. Es wird sein Gewicht verdoppeln und deutlich an Länge zunehmen. Sein Kreislauf und die Harnwege sind jetzt voll funktionsfähig und das Baby atmet Fruchtwasser durch seine Lungen ein und aus.

Woche 17 – Ihr Baby

Ihr Baby misst fast 13 Zentimeter vom Scheitel bis zum Steiß und wiegt ungefähr 140 Gramm. Nun beginnt die Bildung des Fettgewebes. Geräusche von außen nimmt es immer deutlicher wahr. Manche Babys hüpfen im Bauch, wenn sie sich erschrecken. Das Skelett besteht größtenteils aus gummiartigem Knorpel, der sich später verhärtet. Eine schützende Substanz namens Myelin beginnt sich langsam um das Rückenmark zu legen. Das Baby übt nun schon regelmäßig Atembewegungen. Dabei schiebt sich beim Einatmen das Zwerchfell nach unten und sein Brustkorb wird eingesogen. Wenn der kleine Mund geöffnet ist, schluckt es bei seinen Atemübungen Fruchtwasser.

Woche 18 – Ihr Baby

Ihr Baby misst ungefähr 14 Zentimeter vom Scheitel bis zum Steiß und wiegt um die 170 Gramm. Zum ersten Mal ist es in dieser Woche größer und schwerer als die Plazenta. Es ist sehr aktiv und trainiert Muskeln und Bewegungen mit unermüdlichen Purzelbäumen rund um die Nabelschnur.
Die Lungen bilden die Lungenbläschen für die spätere Sauerstoffversorgung. Der erste Stuhlgang Ihres Babys, das Mekonium, das unter anderem aus abgestorbenen Zellen besteht, bildet sich – auch wenn er erst nach der Geburt ausgeschieden wird. Wenn Sie sich auf ein Mädchen freuen dürfen, sind Vagina, Gebärmutter und Eierstöcke nun an ihrem Platz. In den Eierstöcken entstehen Follikel, die jetzt annähernd sechs Millionen unreife Eizellen beinhalten. Bei der Geburt hat sich diese Anzahl jedoch wieder auf zirka eine Million reduziert. Auch bei einem kleinen Jungen sind die Geschlechtsorgane nun deutlich ausgeprägt und auf dem Ultraschallmonitor leicht erkennbar.

KÖRPERLICHE UND SEELISCHE VERÄNDERUNGEN

Ihre Woche 19

Die Gebärmutter hat die Höhe des Nabels fast erreicht und Ihr Bauchumfang hat deutlich zugenommen. Bedingt durch das zusätzliche Gewicht und das Hormon Relaxin leiden nun viele Frauen unter Rückenschmerzen (Seite 124). Gymnastik im Wasser kann Abhilfe schaffen. Die nächste Vorsorge mit der zweiten Ultraschalluntersuchung wird wahrscheinlich in der nächsten Woche stattfinden – wenn Sie möchten, können Sie dabei auch das Geschlecht Ihres Kindes erfragen.

Ihre Woche 20

Jetzt, zur Halbzeit, ist die Gebärmutter auf Höhe des Nabels angekommen. Nach dem obersten Punkt der Gebärmutter, Fundus genannt, wird ab jetzt bei jeder Untersuchung getastet. Die meisten werdenden Mütter spüren nun die Bewegungen, das Treten und Purzelbaumschlagen ihres Babys. Zeitweise kann es so sehr herumturnen, dass Sie nicht schlafen können. In den nächsten Wochen wird Ihr Baby recht lebhaft sein.

Ihre Woche 21

Nun haben Sie die Hälfte der Schwangerschaft schon hinter sich. Die Bewegungen Ihres Babys machen die Vorstellung, es bald im Arm zu halten, schon sehr konkret. Zu den typischen Beschwerden gehören jetzt ungewohnt starkes Schwitzen und vermehrter Ausfluss (Seite 119). Verwenden Sie am besten atmungsaktive Binden oder Slipeinlagen und keine Tampons.

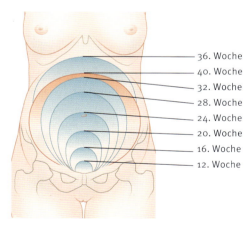

Der Abstand zwischen Schambein und oberem Gebärmutterrand zeigt, wie die Gebärmutter wächst.

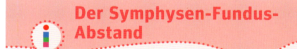

Der Symphysen-Fundus-Abstand

Der Fundus wächst bis zur 36. Woche kontinuierlich nach oben. Der Abstand vom Schambein bis zum Fundus wird bei jeder Vorsorge ermittelt und in Zentimetern angegeben. Das aktuelle Maß spielt keine große Rolle. Falls aber von einer Untersuchung zur nächsten keine Veränderung im Wachstum auftritt, kann dies auf Probleme hinweisen und weitere Untersuchungen nach sich ziehen (Seite 90).

Woche 19 – Ihr Baby

Ihr Baby misst vom Scheitel bis zum Steiß ungefähr 15 Zentimeter und wiegt um die 240 Gramm. Gebot der Woche ist es, Gewicht zuzulegen und Fettreserven aufzubauen. Die Hautdrüsen produzieren Vernix, auch Käseschmiere genannt, eine wasserabweisende weiße Fettschicht, die die Haut Ihres Babys schützt. Die Nervenzellen stellen die Verbindungen zu allen Sinnen her. Schmecken, Riechen, Hören, Sehen und Fühlen sind jetzt in den speziellen Regionen des Hirns entwickelt.

Woche 20 – Ihr Baby

Wundern Sie sich nicht, wenn Ihre Ärztin ab dieser Woche plötzlich eine Länge von 25 Zentimetern misst: Ihr Baby hat nicht innerhalb einer Woche zehn Zentimeter zugelegt. Von jetzt an wird es vom Scheitel bis zu den Füßen gemessen, statt wie bisher vom Scheitel bis zum Steiß, und so ist es natürlich viel länger. Auch schwerer ist es geworden und wiegt etwa 300 Gramm. Ihr Baby schluckt nun mehr Fruchtwasser. Einen Teil davon scheidet es wieder aus, der andere wandert zur Weiterverarbeitung in den Darm. Falls Sie in dieser Woche zum zweiten Ultraschall gehen, untersucht Ihre Ärztin die Organentwicklung (Seite 88).

Woche 21 – Ihr Baby

Ihr Baby wiegt um die 360 Gramm und ist zirka 26 Zentimeter lang. Bei dieser Angabe handelt es sich allerdings um eine Hochrechnung, die sich ebenso wie das

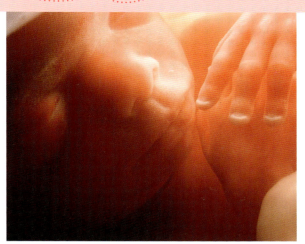

In der 21. Woche lassen sich Fingernägel, Augenbrauen und Wimpern schon deutlich erkennen.

Körpergewicht aus den vielen Einzelmessungen der Ultraschalluntersuchung ergibt. In dieser Woche nehmen die kindlichen Nieren ihre Arbeit auf und produzieren Fruchtwasser. Eine Aufgabe, die bis jetzt die Plazenta übernommen hat. Die Augenbrauen und Augenlider sind vollständig entwickelt und die winzigen Fingerchen sind schon mit Nägeln ausgestattet. Ihr Kind kann sich damit aber noch nicht kratzen, da die Haut mit Käseschmiere bedeckt ist und die Nägelchen sehr weich sind. Ihr Baby kann Temperatur, Druck, Schmerz und Licht (trotz der geschlossenen Augenlider) wahrnehmen. Seine ersten Sinneswahrnehmungen bestehen aber vor allem aus Geräuschen. Schaffen Sie eine angenehme Geräuschkulisse, indem Sie für Ihr Baby singen und klassische Musik hören.

KÖRPERLICHE UND SEELISCHE VERÄNDERUNGEN

Ihre Woche 22

Bei anhaltenden Rückenbeschwerden können professionelle Massagen guttun. Gönnen Sie sich kleine Wohltaten und regelmäßige Entspannungseinheiten (Seite 48)! Auch stärkende Gymnastikübungen helfen, die Beschwerden zu lindern. Bewährt hat es sich, das Becken im Vierfüßlerstand abwechselnd nach oben zum Katzenbuckel und nach unten zur Hängematte zu kippen. Ihre Brüste bereiten sich langsam auf ihren großen Einsatz vor, indem die kleinen Drüsen um die Brustwarze herum verstärkt Feuchtigkeit absondern. Das hilft, die Warzen für die Stillzeit elastisch und geschützt zu halten. Es kommt leichter zu Nasen- und Zahnfleischbluten, da die Schleimhäute stärker durchblutet sind. Mittlerweile haben Sie zwischen 5,5 und 7 Kilogramm zugenommen.

Ihre Woche 23

Falls Sie Ihren Urlaub in dieser Woche planen und es in die Sonne geht, ist eine gute Sonnenbrille zum Schutz Ihrer Augen wichtig. Viele Frauen sind sehr lichtempfindlich und leiden unter trockenen Augen. Manche benutzen Augentropfen, um ihre Beschwerden zu lindern. Falls Sie einen Schwangerenkurs besuchen, vergleichen Sie sich nun vielleicht mit anderen Frauen und stellen fest, dass die Bäuche alle unterschiedlich aussehen (Seite 40). Da Ihr Babys immer mehr Platz benötigt, schiebt Ihr Nabel sich von innen nach außen und steht nun hervor. Bald nach der Geburt wird er aber wieder zu seiner ursprünglichen Form zurückkehren. Zu den üblichen Beschwerden dieser Zeit gehören Sodbrennen (Seite 126) und Wassereinlagerungen (Ödeme, Seite 124).

Nun ist es an der Zeit, gemeinsam mögliche Geburtsorte anzuschauen. Diese Werbeveranstaltungen der Kliniken und Geburtshäuser, auch Informationsabende genannt, helfen Ihnen, den richtigen Geburtsort zu finden.

Ihre Woche 24

Die nächste Vorsorgeuntersuchung steht an. Viele Frauen entdecken nun rote oder bräunliche Schwangerschaftsstreifen an Bauch, Brust und Hüften. Leider lassen sie sich weder durch Cremes noch durch spezielle Öle ganz verhindern. Nach der Geburt verblassen die rötlichen oder braunen Pigmentierungen zu Streifen, die heller als die umliegende Haut sind.

Die Fruchtwassermenge steigert sich in dieser Woche bis auf einen halben Liter. Die durchschnittliche maximale Menge liegt bei 1,2 Litern in der 36. Woche. Bis zum Geburtstermin reduziert sich die Menge wieder auf 0,8 bis 1 Liter.

Typisch für diese Woche ist das gehäufte Auftreten von Konzentrationsschwäche und Vergesslichkeit. Machen Sie sich keine Sorgen: Spätestens zum ersten Geburtstag Ihres Babys ist dieses Phänomen wieder verschwunden. Sie sind einfach so sehr mit den Umbauarbeiten Ihres Körpers und Ihres Lebens beschäftigt, dass die unwichtigeren Dinge ausgesiebt werden.

Woche 22 – Ihr Baby

In dieser Woche wiegt Ihr Baby um die 400 Gramm und misst 27 Zentimeter. Sie können mithilfe eines Stethoskops versuchen, die Herztöne Ihres Babys zu hören. Die Herzfrequenz ist doppelt so schnell wie die eines Erwachsenen und liegt bei 120 bis 150 Schlägen pro Minute. Ihre Hebamme zeigt Ihnen bestimmt, wie Sie die richtige Stelle zum Lauschen finden. Ihr Partner kann auch direkt nach Ihrem Baby hören, indem er sein Ohr auf Ihren Bauch legt. Sprechen Sie regelmäßig mit Ihrem Baby oder singen Sie ihm Kinderlieder aus Ihrer eigenen Kindheit vor. Die vertrauten Klänge und Ihre Stimme werden Ihrem Baby auch nach der Geburt helfen, sich zu beruhigen.

Woche 23 – Ihr Baby

Ihr Baby wiegt zirka 470 Gramm und misst 28 Zentimeter. Es sieht aus wie ein winziges Neugeborenes, dessen Haut noch so dünn ist, dass Organe und Knochen durchscheinen. Es hört immer besser, weil sich das Innenohr weiterentwickelt. Neben den recht lauten Geräuschen Ihres Körpers, wie dem Herzschlag und dem Grummeln von Magen und Darm, kann es auch Außengeräusche wahrnehmen.
Die stören es aber nicht weiter, da es sich in Ihrem Bauch sicher und geborgen fühlt. Ihr Baby besitzt nun einen Greifreflex. Wenn die Handfläche eine Berührung spürt, schließen sich die Fingerchen. Es übt auch schon, gezielt am Daumen zu lutschen.

Woche 24 – Ihr Baby

Ihr Baby wiegt in dieser Woche ungefähr 550 Gramm und ist 30 Zentimeter lang: Allmählich beginnt es, den Platz in der Gebärmutter auszufüllen und der Raum für Turnübungen wird enger. Ab dieser Woche gilt Ihr Baby als überlebensfähig: Ein weiterer Meilenstein ist geschafft! Ihr Baby hätte nach der Geburt mit sehr intensiver Versorgung eine Überlebenschance von ungefähr 85 Prozent. Dazu müsste es für eine lange Zeit auf einer darauf spezialisierten Frühgeborenenstation wachsen und gedeihen. Aber solche Babys werden in vielen Fällen Entwicklungsprobleme in ihrem weiteren Leben haben. Zum Glück sind Frühgeburten in dieser Woche sehr selten.
Jetzt beginnt auch die Produktion der weißen Blutkörperchen, die für die Entwicklung einer starken Immunabwehr so wichtig sind. Aus verhornten Zellen bildet Ihr Baby eine Schutzschicht für seine Haut.

Frühgeborene Babys

In Deutschland gilt ein Baby ab der 24. Woche als überlebensfähig. Auch wenn in den USA ein Baby geboren wurde, das mit 283 Gramm und 24 Zentimetern Länge nach 21 Schwangerschaftswochen und sechs Tagen überlebt hat, ist die Grenze bei uns bisher noch in der 24. Woche gezogen.

KÖRPERLICHE UND SEELISCHE VERÄNDERUNGEN

Ihre Woche 25

Der oberste Teil der Gebärmutter steht zwischen Nabel und Rippenbogen und schiebt alle Organe etwas höher. Sodbrennen (Seite 126) und Kurzatmigkeit sind die Folge. Auch langes Stehen wird allmählich beschwerlich. Versuchen Sie, ein Hohlkreuz zu vermeiden, um Haltungsschäden vorzubeugen, und gönnen Sie sich viel Ruhe, damit Sie sich schnell wieder besser fühlen. Sorgen Sie auch an Ihrem Arbeitsplatz für notwendige Ruhepausen (Seite 30).

Ihre Finger, Handgelenke und Hände könnten sich schmerzhaft und taub anfühlen. Der Handwurzelkanal in den Handgelenken ist möglicherweise geschwollen, genauso wie anderes Gewebe in Ihrem Körper auch. Die Nerven, die durch diesen Kanal laufen, werden gequetscht und dieser Druck äußert sich in einem plötzlichen oder brennenden Schmerz (Seite 123). Eine Bandage oder Nachtlagerungsschiene können Ihnen helfen und auch die Einnahme von Vitamin B6.

Ihre Woche 26

Hautunreinheiten, Wadenkrämpfe und Kopfschmerzen scheinen diese Woche zu lieben. Da Ihr Baby jetzt sehr schnell wächst und sich sein Gehirn in diesem Stadium stark entwickelt, ist eine abwechslungsreiche, gesunde Ernährung weiterhin wichtig (Seite 106). Um Verstopfung vorzubeugen, sind ballaststoffreiche Lebensmittel wie Vollkornbrot und Getreide, Linsen und Naturreis hilfreich. Viele Frauen beginnen nun mit dem Nestbau. Lassen Sie sich von Freunden und Familie dabei helfen, um den Kontakt mit belastenden Stoffen möglichst zu vermeiden (Seite 24).

Ihre Woche 27

Zwei Drittel der Schwangerschaft liegen nun hinter Ihnen. Viele Frauen fühlen sich etwas kurzatmig, da die Gebärmutter nun fast schon bis zum Rippenbogen reicht und gegen das Zwerchfell drückt. Auch Wadenkrämpfe, Hämorrhoiden und Krampfadern gehören zu den typischen Beschwerden am Ende der Schwangerschaft. Wenn Sie sich unwohl fühlen, helfen Entspannung und ein moderates Bewegungsprogramm, um wieder ein besseres Körpergefühl zu entwickeln. Das gilt auch, wenn Sie unsicher auf den Beinen sind und in einen regelrechten »Watschelgang« verfallen, weil der Körperschwerpunkt sich durch den wachsenden Bauch weiter verschiebt.

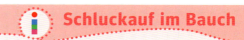

Schluckauf im Bauch

Wenn Sie rhythmische Bewegungen im Bauch wahrnehmen, hat Ihr Baby einen Schluckauf. Es handelt sich dabei um ein kurzes, ruckartiges Zusammenziehen des Zwerchfells, das oft mehrfach rasch aufeinanderfolgt und dem sich ein Strecken der Glieder anschließt.

Die Entwicklung Ihres Babys

Woche 25 – Ihr Baby

Ihr Baby wiegt ungefähr 650 Gramm und ist 34 Zentimeter lang.

Sie können seine zum Teil heftigen Bewegungen nun deutlich spüren und wissen, dass es eifrig für sein Leben nach der Geburt trainiert. Ab dieser Woche wird Ihr Baby immer rundlicher, weil es damit beginnt, Fettgewebe einzulagern – wichtige Reserven für die ersten Tage nach der Geburt, wenn der Stoffwechsel sich erst auf Stillmahlzeiten einstellen muss. Bestimmt kann Ihr Partner die Bewegungen des Babys fühlen, wenn er die Hand auf Ihren Bauch legt. Wenn Sie mit einer Taschenlampe auf Ihren Bauch leuchten, wird Ihr Baby seinen Kopf drehen. Es kann nun hören, sehen, greifen, saugen und auch schmecken. Ja, Ihr Baby kann Geschmacksrichtungen unterscheiden und lässt schon eine eindeutige Vorliebe für Süßes erkennen. Langsam entwickelt sich ein Schlaf- und Wachrhythmus, der aber vermutlich in den nächsten Monaten (vielleicht auch Jahren) noch nicht genau so sein wird, wie Sie es sich vielleicht wünschen.

Woche 26 – Ihr Baby

Ihr Baby wiegt ungefähr 750 Gramm und ist 37 Zentimeter lang.

In dieser Woche kann es seine Bewegungen besser koordinieren als vorher. Oft führt es seine Hände in Richtung Mund und ballt sie zu kleinen Fäusten. Außerdem ist so viel Platz in der Gebärmutter, dass Ihr Baby sich zusammenklappen und sogar seine Zehen finden und festhalten kann. Wirbelsäule und alle Knochen kräftigen sich, damit sie später das gesamte Körpergewicht tragen können. Wenn Sie versuchen, mit den Händen Kontakt zu Ihrem Kind aufzunehmen, nimmt es dies wahr und reagiert darauf mit Bewegungen. Dasselbe können Sie beobachten, wenn Sie ihm sanfte Musik vorspielen. Möglich werden diese wunderbaren Reaktionen, weil das Nervengeflecht der Ohren sowie die Sinneszellen der Haut vollständig entwickelt sind.

Woche 27 – Ihr Baby

Ihr Baby wiegt ungefähr 900 Gramm und ist 37 Zentimeter lang.

In dieser Woche öffnen sich die Augen Ihres Babys und es kann auf helles Licht reagieren und dann blinzeln. Die Wimpern sind gewachsen, um die Augen nach der Geburt zu schützen. Weil Ihr Baby so schnell wächst, wird es langsam eng in der Gebärmutter und auch die Fruchtwassermenge reduziert sich. Das Baby verbringt sein Leben im Bauch mit dem Schlagen von Purzelbäumen, Daumenlutschen, dem Trinken von Fruchtwasser und mit Schlafen und Wachen. Und ab dieser Woche auch mit Träumen – davon gehen zumindest Experten aus, die die Schlafmuster von Ungeborenen ausgewertet haben. Wovon, weiß natürlich niemand, aber das Gehirn ist auch im Schlaf sehr aktiv. Die typischen Gruben auf der Oberfläche des Gehirns sind sichtbar und es bildet sich deutlich mehr Gehirnsubstanz.

Entspannung und Wellness

Gönnen Sie sich Zeit, um sich in diesen Wochen der großen Veränderungen ganz besonders zu verwöhnen. Körper und Seele brauchen jetzt viel Aufmerksamkeit und Zuwendung. Bestimmt gibt es auch in Ihrer Nähe Angebote, die speziell auf die Bedürfnisse schwangerer Frauen abgestimmt sind.

Das passende Verwöhnprogramm

Entspannung ist in der Schwangerschaft oberstes Gebot. Denn Stress schadet Ihnen und Ihrem Baby. Womit Sie sich auch verwöhnen möchten, günstig ist es, wenn durch die Methode

- Ihre Körperwahrnehmung verbessert wird und Sie spüren, dass Sie auch mit Ihrem großen Bauch beweglich bleiben.
- Ihr Selbstvertrauen an kleinen Herausforderungen langsam wächst.
- Ihre Aufmerksamkeit genug Zeit hat, die Bewegung oder Massagen zu begleiten.
- Bewegung, Atmung und Aufmerksamkeit miteinander harmonieren.

Sauna in der Schwangerschaft

Liebhaberinnen von Sauna und Dampfbad können dieser Beschäftigung auch in der Schwangerschaft problemlos nachgehen. Wenige Punkte gilt es zu beachten:

- Verzichten Sie in den ersten zwölf Wochen ganz auf den Besuch von Sauna und Co., um die sensible Entwicklung des Babys nicht zu stören.
- Bei Krampfadern wird generell von Aufenthalten mit Wärme- oder Sonneneinwirkung abgeraten.
- Begrenzen Sie Sauna- oder Dampfbadgänge auf zwei- bis dreimalige Aufenthalte à zehn Minuten und bleiben Sie am besten auf den unteren Bänken, wo es weniger heiß ist.
- Dehnen Sie die Abkühlungsphase ein wenig aus und laufen Sie dabei herum, damit sich weniger Blut in den Beinen staut.

Bekannt ist, dass das Wechselspiel von Wärme und Kälte die Gefäße unterstützt und zu einer schnelleren Ausschwemmung von Wasseransammlungen im Gewebe führt. Dies beugt Ödemen vor. Aus Finnland wird berichtet, dass fast 90 Prozent der Schwangeren bis kurz vor der Geburt in die Sauna gehen. Studien zeigen, dass regelmäßiges Saunen in der Schwangerschaft zu einer leichteren und kürzeren Geburt verhelfen kann.

Die Beziehung zu Ihrem Baby

Die Forschung zur frühen Entwicklung belegt, dass das individuelle und auch das soziale Leben schon vor der Geburt beginnt. Die Internationale Studiengemeinschaft für Pränatale und Perinatale Psychologie und Medizin zieht daraus folgende Schlussfolgerungen:

- Jedes Kind hat das Recht, schon vor der Geburt als eigene Person geachtet und respektiert zu werden.
- Jedes Kind hat das Recht auf eine sichere vorgeburtliche Beziehung und Bindung.
- Jedes Kind hat das Recht darauf, dass medizinische Interventionen von Anfang an immer auch auf ihre seelischen Auswirkungen hin reflektiert und verantwortet werden.
- Jedes Kind hat das Recht auf Hilfen für einen liebevollen und zugewandten Empfang in der Welt, der ihm eine sichere nachgeburtliche Bindung erlaubt.
- Jedes Kind hat das Recht auf eine hinreichend gute Ernährung vor und nach der Geburt. Jedes Kind sollte nach Möglichkeit gestillt werden.

Die Zeit vor, während und nach der Geburt wird demnach als eine Einheit betrachtet, bei der unterschiedliche Entwicklungs- und Lernprozesse miteinander verwoben und aufeinander bezogen sind.

Die erste Umgebung Ihres Babys ist die Gebärmutter. Seine Beziehung zu Ihnen ist durch Nahrungsversorgung, Schutz und Ihre Gefühle zu ihm gekennzeichnet. Durch Hormone und andere Botenstoffe gelangen

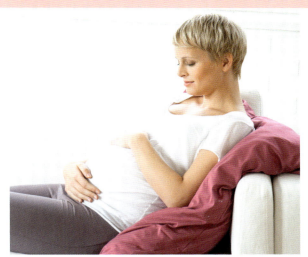

Nehmen Sie sich immer wieder Zeit, um sich bewusst mit Ihrem Baby zu verbinden.

Informationen über Ihre Befindlichkeit zum Baby. Es nimmt an Ihrem Leben teil. Es kann sich durch Berührungsimpulse, die seine Bewegungen auslösen, verständlich machen. Dies ist möglich, da Bewegung und Gefühle untrennbar miteinander verbunden sind. Auch über Laute und Schwingungen vermittelt sich die vorgeburtliche Bindung. Ihr Baby nimmt Ihren Herzrhythmus und die Körpergeräusche wahr.

Kontakt aufnehmen

Nehmen Sie sich immer wieder die Zeit, sich mit Ihrem Baby zu verbinden. Legen Sie dazu Ihre Hände auf den Bauch und horchen Sie in sich hinein. Vielleicht antwortet Ihr Kind Ihnen in Form von Bewegungen.

DAS 2. DRITTEL: WOCHE 13 BIS 27

Die Zeit der Planung und des Nestbaus

In diesem Drittel beginnen oft rege Aktivitäten rund um den Nestbau. Bei ersten Babys ist dies meist weniger wirklich notwendig als vielmehr ein Ausdruck des »Platzmachens« im Leben. Ihr Kind wird in den ersten ein bis zwei Lebensjahren Ihre ganze Aufmerksamkeit und Liebe brauchen, aber kein eigenes Zimmer.
Was Sie neben Kleidung, Windeln, Pflegezubehör und Tragehilfe brauchen, hängt sehr von Ihren Lebensumständen ab. Wenn Sie ein Auto besitzen, müssen Sie einen Babyautositz besorgen. Wenn Sie Platz haben oder zu Rückenbeschwerden neigen, ist ein Wickeltisch sinnvoll und für ein größeres Baby wird irgendwann auch die Anschaffung eines Bettes notwendig.

Renovierungen

Wenn Sie ein Zimmer für Ihr Baby vorbereiten möchten, ist in der Schwangerschaft natürlich das Thema Renovierung wichtig. Es soll ja ein schönes, sicheres und für alle gesundes Zimmer werden. Da die Expertenwelt von Renovierungsarbeiten kurz vor der Geburt abrät und bei neugeborenen Babys noch viel mehr, bietet sich die frühe Schwangerschaft oder ein Zeitpunkt nach dem zweiten Geburtstag dafür an. Verwenden Sie möglichst umweltfreundliche, schadstoffarme Materialien, um das Allergierisiko zu reduzieren. Das gilt sowohl für Farben, Kleber und Lacke als auch für neue Möbel und Wohntextilien. Bevorzugen Sie daher zum Streichen Produkte auf Wasserbasis und/oder die Produkte mit der Kennzeichnung des blauen Umweltengels. Am besten ist es, wenn Sie die Arbeiten nicht selbst ausführen, sondern Freunde oder Familienangehörige damit beauftragen.

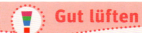

Gut lüften

Nach dem Renovieren müssen alle Zimmer gut gelüftet werden. Während des Tages hilft stoßlüften: Öffnen Sie die Fenster jeweils für zehn Minuten zum Luftaustausch. Sie selbst sollten sich nicht an den Renovierungsarbeiten beteiligen. Auch auf das Schlafen in einem frisch renovierten Zimmer verzichten Sie besser.

Die Zeit der Planung und des Nestbaus

Besorgungen vor der Geburt

Sicherlich freuen Sie sich schon darauf, die ersten Dinge für Ihr Baby zu besorgen. Aber halten Sie sich ruhig ein wenig bei Einkäufen zurück, damit das Budget noch für einen schönen Urlaub reicht. In den ersten Monaten braucht Ihr Baby gar nicht so viel, wie Sie denken!

Kleidung

In den ersten Wochen brauchen Babys noch nicht besonders viel Kleidung. Die große Kleckerei beginnt erst mit Einführung der Beikost! Kaufen Sie daher besonders in den kleinen Größen nicht zu viele Sachen. Die Babys wachsen sehr schnell aus ihnen heraus.

- 6 seitlich zu bindende Baumwollbodys (Größe 56 oder 62)
- 6 Oberteile: Baby-Langarmshirts oder leichte Pullis aus Baumwolle
- 6 Strampler (Größe 56 oder 62)
- 2 Paar Söckchen
- 1 Jacke, Mütze und Handschuhe entsprechend der Jahreszeit

Neue Babykleidung sollten Sie vor dem ersten Tragen unbedingt mindestens zweimal ohne Weichspüler waschen. So stellen Sie sicher, dass dem Gewebe keine schädigenden Stoffe aus chemischen Farben, Imprägnierungen und anderen Mitteln, die auf die Kleidung aufgebracht wurden, mehr anhaften. Gebrauchte Babykleidung braucht nur einmal gewaschen zu werden.

Pflege

Auch für die tägliche Pflege brauchen Sie nur wenige Produkte. Verwenden Sie in den ersten Wochen zum Wickeln möglichst keine Feuchttücher – auch wenn sie praktisch sind. Sie sind fast immer parfümiert und können die empfindliche Haut des Neugeborenen reizen.

- 6 bis 8 Mullwindeln als Spucktücher und Kopfunterlage
- Windeln in Neugeborenengröße
- Waschschüssel
- 5 bis 6 Waschlappen
- Babyöl
- Wundschutzcreme bei wundem Po

 WICHTIG

Babyschale fürs Auto

Wenn Sie Ihr Baby im Auto mitnehmen möchten, brauchen Sie einen geeigneten Kindersitz. Neue Modelle bieten Seitenaufprallschutz, Energieabsorber im Schulterbereich oder spezielle Spannvorrichtungen für den Fahrzeuggurt, mit denen ältere Modelle nicht ausgestattet sind. Kaufen Sie die Babyschale daher nicht gebraucht: Tests haben eindeutig gezeigt, dass es bei gebrauchten Sitzen viele Sicherheitsmängel gibt.

DAS 2. DRITTEL: WOCHE 13 BIS 27

Unterwegs
Alle Babys lieben es, getragen zu werden. Mit einer geeigneten Tragehilfe schonen Sie Ihren Rücken. Für eine möglichst bequeme Babyzeit brauchen Sie:
- Kinderwagen und/oder Tragetuch/Tragesack
- Zudecke oder Fußsack für den Kinderwagen
- bei Bedarf einen altersgerechten Autositz mit Sonnenblenden, möglichst nicht gebraucht
- Babydecke
- Wickeltasche

Babybad
Fast alle Babys lieben das Baden von Anfang an. Warten Sie jedoch, bis der Nabel gut verheilt ist. Danach steht einem regelmäßigen Baderitual ein- bis zweimal die Woche nichts mehr im Weg. Die meisten Babys mögen es lieber, gemeinsam mit ihrem Vater in der großen Wanne zu baden, als allein in der Babywanne. Sie selbst sollten darauf noch verzichten, bis der Wochenfluss ganz versiegt ist.

Damit das Babybad für alle ein Vergnügen wird, brauchen Sie neben einer angenehmen Raumtemperatur von 25 Grad folgendes Zubehör:
- 2 große Handtücher
- 1 Badethermometer
- 1 Fieberthermometer
- eventuell 1 Babybadewanne, einen Badeeimer oder alternativ Ihr Waschbecken beziehungsweise einen 10-Liter-Wassereimer

Einrichtung
In den ersten Lebensjahren wird Ihr Kind sich überwiegend dort aufhalten, wo auch Sie selbst gerade sind. Ein eigenes Zimmer zum Spielen und Schlafen ist deshalb nicht unbedingt nötig.

Einige wenige Gegenstände erleichtern Ihnen aber von Anfang an das Zusammenleben mit dem neuen Familienmitglied. Achten Sie auch hier – ebenso wie bei allen anderen Dingen, die Sie für Ihr Baby besorgen – auf hochwertige Materialien:
- Stubenwagen, Wiege oder Babybett (Der verwendete Lack des Stubenwagens oder des Bettes muss nach der deutschen Spielzeugnorm speichelfest sein.)
- 3 bis 4 Bettlaken
- der Jahreszeit angepasste Schlafsäcke
- Wickelplatz, zum Beispiel Wickelkommode

Das ideale Babyzimmer

Bevor Sie Ihrem Kind ein Zimmer einrichten, ist es wichtig zu prüfen, ob es auch geeignet ist. Geeignet ist ein Raum, der:
- hell, ruhig und gut zu lüften ist
- nicht zu einer befahrenen Straße liegt
- über einen gesunden Bodenbelag aus Holz, Linoleum oder Kork verfügt
- mit Steckdosensicherungen ausgestattet ist

Die Zeit der Planung und des Nestbaus

- abwischbare Wickelauflage
- Windeleimer mit Deckel
- Spieluhr
- Wickeltisch-Heizstrahler für Winterbabys
- Babyfon, falls Sie eine große Wohnung haben

Wickelplatz

Um die Entstehung von Rückenschmerzen zu vermeiden, ist eine Wickelkommode mit Unterbringungsmöglichkeiten für Kleidung sinnvoll. Entsprechend der Größe der Eltern sollten Wickelmöglichkeiten 85 bis 92 Zentimeter hoch sein, zirka 65 Zentimeter tief und mindestens 75 Zentimeter breit mit Erhöhungen links, rechts und hinten. Sie hindern die Babys als Barrieren daran, vom Wickeltisch zu purzeln.

Die Wickelauflage sollte mindestens 65 Zentimeter tief und 55 Zentimeter breit sein und nicht aus PVC, sondern aus Polypropylen oder Polyethylen bestehen. Wenn genügend Raum vorhanden ist, lohnt sich eine breite Ablagefläche, auf der die Wickelauflage verschoben werden kann und auch eine Waschschüssel und Wechselkleidung Platz finden.

Auf einer großen Ablagefläche macht es auch Spaß, mit dem Baby zu spielen. Komfortabel ist es, wenn die Wickelarbeitsfläche etwas hervorsteht, weil Knie oder Füße dann nicht immer an die Kommode stoßen. Wenn die Kommode das nicht bietet, ist ein freier Fußraum sinnvoll. Auch ein offenes Fach über den Schubkästen direkt unter der Wickelfläche macht das Leben leichter.

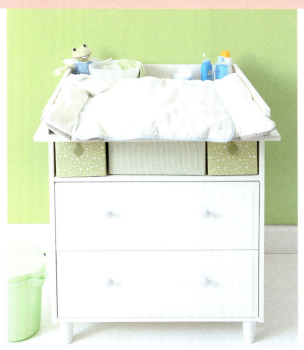

Achten Sie beim Kauf einer Wickelkommode auf die richtige Arbeitshöhe und großzügige Ablagemöglichkeiten. Das macht Lust, mit dem Baby auch zum Spielen zu verweilen.

Stillen

Die Vorbereitung auf das Stillen läuft von ganz allein. Sie brauchen sich dabei um nichts zu kümmern. Schon vom ersten Tag der Schwangerschaft an bereitet sich das Drüsengewebe der Brust auf die Milchproduktion vor. Manchmal tritt schon vor der Geburt etwas Kolostrum aus: das beruhigende Zeichen, dass genug Nahrung für Ihr Baby vorhanden ist.

DAS 2. DRITTEL: WOCHE 13 BIS 27

Folgende Anschaffungen dienen Ihrer Bequemlichkeit:
- 1 gut sitzender Still-BH ohne Bügel (am besten zwei bis drei Wochen vor Geburtstermin besorgen)
- eventuell 1 Stillkissen
- atmungsaktive Stilleinlagen
- 6 Mullwindeln als Spucktücher
- bei Bedarf eine Milchpumpe und 2 bis 3 Fläschchen mit Feinlochsaugern

Baby-Anfangsnahrung füttern
Für Flaschen-Babys brauchen Sie:
- 6 Milchfläschchen aus Glas oder Plastik mit Saugern in Größe 1
- Pre-Nahrung (fragen Sie Ihre Hebamme)
- 1 Flaschenbürste und Saugerbürste
- 1 Kochtopf zum gelegentlichen Auskochen der Gummisauger (bei Silikonsaugern nicht nötig)
- 1 Thermosflasche
- 6 Mullwindeln als Spucktücher

Der Schlafplatz
Ihr Baby sollte im ganzen ersten Lebensjahr entweder im Elternschlafzimmer oder gemeinsam mit einem älteren Geschwisterkind schlafen. Eine Wiege oder ein Stubenwagen bieten für die ersten vier bis sechs Monate eine Möglichkeit. Diese Anschaffung ist allerdings recht kostspielig, wenn man bedenkt, dass die meisten Babys mit einem halben Jahr zu groß dafür geworden sind. Spätestens nach dem dritten/vierten Lebensmonat kann

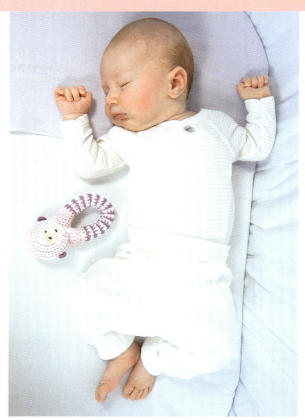

Lassen Sie Ihr Baby vor allem in den ersten Monaten auf dem Rücken schlafen. Diese Lage gilt als beste Vorbeugung gegen den Plötzlichen Kindstod.

Ihr Baby in ein Gitterbett mit einer Liegefläche von 140 x 70 Zentimetern umziehen. Dabei sollte der Gitterabstand zwischen 4,5 und 6,5 Zentimetern betragen, um ein Durchrutschen und Einklemmen zu verhindern.

Die Zeit der Planung und des Nestbaus

Zwischen dem Boden des Bettes und der Oberkante des Gitters soll ein Mindestabstand von 30 Zentimetern bei kleinen Babys bestehen. Möglichst bevor das Baby beginnt, sich an den Gitterstäben hochzuziehen, ist es sinnvoll, den Abstand bis zur Bettoberkante auf mindestens 60 Zentimeter zu vergrößern.

Ihr Baby braucht eine qualitativ hochwertige atmungsaktive Matratze, die fest im Rahmen des Bettchens liegt und trittfeste Kanten am Matratzenrand aufweist. Die Liegehärte ist richtig, wenn Ihr Baby nicht tiefer als zwei Zentimeter einsinkt. Wählen Sie eine Matratze mit abnehmbarem, bei 60 °C waschbarem Bezug.

Die im Handel als Kopfschutz angebotenen Begrenzungen und Nestchen sind nicht zu empfehlen. Sie können zu Überwärmung und Rückatmung des Kindes durch nahes Ankuscheln an die Stoffe führen.

Schlafen im Familienbett

Manche Familien wünschen sich für den Start ins gemeinsame Leben ganz viel Nähe und Innigkeit. Aus diesem Grund ist der natürliche Schlafplatz des Babys für sie das gemeinsame Familienbett, in dem alle – Mutter, Vater und Kind – zusammen schlafen. Falls auch Sie gern zusammen mit Ihrem Baby im großen Familienbett schlafen möchten, sind folgende Hinweise wichtig:

- Ihr Baby braucht einen eigenen, nicht zu warmen Schlafsack. Schläft es unter Ihrer Decke, besteht die Gefahr einer Überwärmung.
- Die Temperatur im Schlafzimmer sollte möglichst 16 bis 18 °C betragen. Ist es wärmer, müssen Sie Ihr Kind entsprechend luftiger kleiden.
- Ihr gemeinsames Bett sollte breit sein.
- Sie sollten auf einer festen, flachen Unterlage schlafen, in die Ihr Baby nicht einsinken kann.
- Ihr Baby soll in Rückenlage schlafen.
- Nach Möglichkeit sollten Sie dem Baby zugewandt liegen.
- Wasserbetten und Sofas sind als Schlafplatz nicht geeignet.

Sie sollten nicht mit Ihrem Baby im gleichen Bett schlafen, wenn Sie

- Raucher/in sind, beziehungsweise während der Schwangerschaft geraucht haben
- Alkohol getrunken haben
- Drogen oder Medikamente genommen haben, die das Reaktionsvermögen beeinflussen (wie zum Beispiel Schlaf- oder Beruhigungsmittel)
- wegen Krankheit nicht in der Lage sind, auf das Kind zu reagieren

Woche 13 bis 27

Urlaubsreisen

Als ideale Reisezeit gilt der Zeitraum zwischen der 14. und 24. Woche im zweiten Schwangerschaftsdrittel. Die Beschwerden der ersten drei Monate sind dann meist abgeklungen und Ihr Bauch ist noch nicht so riesig. Schließen Sie bei der Reisebuchung auf jeden Fall eine Reiserücktrittsversicherung ab, falls sich an Ihrer Reiselust etwas ändern sollte. Auch eine Auslandsreiseversicherung kann Sinn machen, die im Gegensatz zum Auslandskrankenschein der Krankenkassen auch einen medizinischen Rückholdienst beinhaltet und auch für außereuropäische Länder abgeschlossen werden kann. Sie sollten unbedingt auf Flugreisen, aber auch auf jeder anderen Reise den Mutterpass dabei haben!

Geeignete Reiseziele

Reiseziele innerhalb Europas bedeuten für Sie, dass es keine allzu belastende Klimaänderung, Ernährungsumstellung und keine ewig lange Anreise gibt. Lassen Sie sich vor Ihrer Abreise noch einmal gründlich untersuchen und erkundigen Sie sich vorher nach Ärzten und Krankenhäusern an Ihrem Urlaubsort. Egal, wohin Sie fahren, eine kleine Reiseapotheke im Gepäck, die Sie vorher mit Ihrer Hebamme oder Ärztin abgesprochen haben, kann Ihnen ein beruhigendes Gefühl geben. Falls Sie einen Wanderurlaub planen, ist es wichtig zu berücksichtigen, dass die Luft ab 2000 Meter über dem Meeresspiegel dünner wird und Ihnen dadurch eher die Puste ausgeht.

Viele Frauen wollen gern noch einmal ans Meer fahren. Denken Sie an Sonnenschutz mit extra hohem Lichtschutzfaktor (LSF 50+) und an eine gute Sonnenbrille! Wenn Sie unter die Wasseroberfläche möchten, wird geraten, nicht tiefer als drei Meter zu tauchen oder vielleicht eher zu Schnorcheln. Liegt Ihr Reiseziel in den Tropen, sind nur Länder geeignet, in denen Gelbfieber, Dengue-Fieber oder Malaria nicht vorkommen. Reisemediziner können Sie über eventuell empfohlene Impfungen informieren. Vergessen Sie aber nicht, Ihre Schwangerschaft zu erwähnen!

Am Urlaubsort ist Hygiene wichtig

An Ihrem Urlaubsziel angekommen, ist es noch wichtiger als sonst, auf Ihre Ernährung zu achten. Nur vollständig Durchgegartes sollte auf dem Menüplan stehen. Auf Salate sollten Sie besser verzichten. Trinken Sie nur in Flaschen abgefüllte Getränke und lassen Sie die Eiswürfel weg, da sie meist nicht europäischen Hygienestandards entsprechen. Auch das Wasser zum Zähneputzen sollte besser aus Wasserflaschen stammen. Längere Aufenthalte in Höhen über 2500 Metern sind für Flachlandbewohnerinnen ohne langsame Anpassung nicht empfehlenswert. Vermeiden Sie bei sportlichen Aktivitäten alles was mit einer Absturzgefahr verbunden ist.

Reise mit der Bahn

Wenn Ihr Reiseziel nicht in allzu weiter Ferne liegt, können Sie dieses Verkehrsmittel gut nutzen. Es ist in der Regel stressfrei, Sie können sich während der Reise bewegen und es besteht eine geringe Unfallgefahr. Sie können sich außerdem einen Platz reservieren und vom Gepäcktransport durch den Haus-zu-Haus-Service der Deutschen Bahn in einigen Nachbarländern entlasten lassen. Koffer und Fahrräder werden dabei abgeholt und direkt ins Feriendomizil geliefert.

Reise mit dem Auto

Autofahren wird für Schwangere als unbedenkliches Reisemittel eingestuft. Machen Sie alle ein bis zwei Stunden eine Pause, bei der Sie sich bewegen und auch etwas trinken. So kommen Sie entspannter ans Ziel. Wichtig ist allerdings, dass Sie richtig angeschnallt sind. Der Dreipunktgurt muss – nicht zu locker – zwischen den Brüsten und unterhalb des Bauches entlang laufen. So sind Ihr Baby und auch Ihre inneren Organe so gut es geht geschützt. Bei Unfällen, auch leichten, müssen Sie sich in einem Krankenhaus (möglichst mit geburtshilflicher Abteilung) mit Ultraschall untersuchen lassen, da die Gefahr einer Plazentaablösung besteht.

Reise mit dem Flugzeug

Grundsätzlich sind Flugreisen während der Schwangerschaft möglich. Lassen Sie sich von Ihrer Frauenärztin oder Hebamme im Mutterpass bestätigen, dass Sie ohne Bedenken fliegen dürfen. Die meisten Fluggesellschaften wünschen eine solche Bescheinigung und befördern Sie nur bis zur 36. Schwangerschaftswoche.

Entspannt fliegen

Sie können selbst viel dafür tun, dass der Flug auch mit rundem Babybauch angenehm verläuft. Folgende Hinweise sind wichtig:

- Während des Fluges sollten Sie auf ausreichende Bewegung achten. Buchen Sie einen Platz am Gang, stehen Sie häufiger auf und laufen Sie etwas herum. Vorschläge zur Gymnastik im Flugzeug finden Sie im Flugmagazin fast jeder Airline.
- Bei Langstreckenflügen sind Thrombosestrümpfe hilfreich: Sie verhindern das Entstehen von Durchblutungsstörungen in den Beinen und mindern so das Risiko von Krampfadern oder einer Thrombose.
- Nehmen Sie eine große Flasche Wasser aus dem Duty-free-Bereich mit in die Kabine. Die Luftfeuchtigkeit an Bord ist so niedrig, dass der Flüssigkeitsverlust ausgeglichen werden muss.

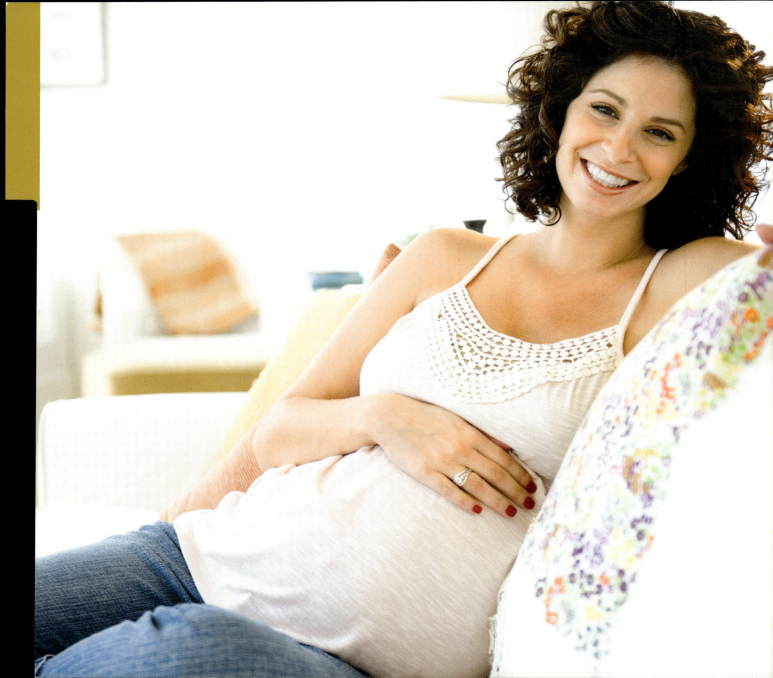

DAS 3. DRITTEL: WOCHE 28 BIS 40

Ihre Schwangerschaft Woche für Woche	60
Ihre Woche 28	60
Ihre Woche 29	60
Ihre Woche 30	60
Woche 28 – Ihr Baby	61
Woche 29 – Ihr Baby	61
Woche 30 – Ihr Baby	61
Ihre Woche 31	62
Ihre Woche 32	62
Ihre Woche 33	62
Woche 31 – Ihr Baby	63
Woche 32 – Ihr Baby	63
Woche 33 – Ihr Baby	63
Ihre Woche 34	64
Ihre Woche 35	64
Ihre Woche 36	64
Woche 34 – Ihr Baby	65
Woche 35 – Ihr Baby	65
Woche 36 – Ihr Baby	65
Ihre Woche 37	66
Ihre Woche 38	66
Woche 37 – Ihr Baby	67
Woche 38 – Ihr Baby	67
Ihre Woche 39	68
Ihre Woche 40	68
Woche 39 – Ihr Baby	69
Woche 40 – Ihr Baby	69
Entspannungsübungen	70
Störfaktor Stress	70
Regelmäßige Entspannung hilft	70
Übungen für Körper und Seele	70
Erste Wehen	72
Übungswehen	72
Senkwehen	72
Geburtsvorbereitende Akupunktur	73
Terminüberschreitung	74
Wenn keine Wehen einsetzen	74
Natürliche Geburtseinleitung	75

KÖRPERLICHE UND SEELISCHE VERÄNDERUNGEN

Ihre Schwangerschaft Woche für Woche

Ihre Woche 28

Ihr Babybauch ist nun für niemanden mehr zu übersehen – die Gebärmutter befindet sich etwa drei Querfinger über dem Nabel. Unter Anleitung Ihrer Hebamme können Sie vielleicht die Lage Ihres Babys tasten und so mit ihm in Kontakt treten.

Besorgen Sie jetzt all die Dinge, die Sie für die erste Zeit mit dem Baby benötigen (Seite 50). Zur Vorbereitung gehört auch ein Gespräch mit der Nachsorgehebamme. Sie wird Ihnen eine Liste der Dinge geben, die Sie für sich selbst benötigen.

Ihre nächste Vorsorgeuntersuchung mit der letzten der drei angebotenen Ultraschalluntersuchungen steht an. Ihr Baby und auch Sie brauchen eine abwechslungsreiche Nahrung mit vielen Proteinen, Vitamin C, Folsäure, Eisen und Kalzium (Seite 106).

Ihre Woche 29

In den letzten Wochen der Schwangerschaft verändert die Gebärmutter ihre Struktur: Der untere Teil zieht sich in die Länge und bekommt dünnere Wände, während sich die Wände im oberen Teil etwas verdicken.

Die Gebärmutter ist nun so groß, dass sie zunehmend auf das Zwerchfell drückt. Die Folge: Sie geraten schneller außer Atem. Gut ist es, wenn Sie diese oder nächste Woche mit einem Geburtsvorbereitungskurs beginnen. Falls Ihr Baby es eilig haben sollte und etwas früher kommt, haben Sie den Kurs schon abgeschlossen und fühlen sich gut vorbereitet. Falls in Ihrer Familie eine Neigung zu Krampfadern besteht, kann die Verordnung von Stützstrümpfen, die dann in einem Orthopädiefachhandel angepasst werden, sinnvoll sein.

Ihre Woche 30

Wenn Sie den Kauf eines Kinderwagens oder eines Bettchens noch vor sich haben, sollten Sie dies für diese Woche einplanen. Oft bestehen Lieferzeiten von acht bis zehn Wochen. In dieser Woche treten Rückenschmerzen und die ersten spürbaren Übungswehen (Seite 72) auf, denen Sie mit Atem- und Entspannungsübungen (Seite 70) abhelfen können. Wenn die Kontraktionen nach unten drücken, regelmäßig auftreten und schmerzhaft sind, müssen Sie sich sofort untersuchen lassen oder sich in Ihre Geburtsklinik begeben.

Woche 28 – Ihr Baby

Ihr Baby wiegt ungefähr ein Kilo und ist 37 Zentimeter lang. Es kann die Augen öffnen und seinen Kopf in die Richtung einer Lichtquelle drehen. Ihr Baby hat nun einen ersten Schlaf-Wach-Rhythmus entwickelt, den es auch in den Tagen nach der Geburt beibehält. Obwohl es den Raum in der Gebärmutter schon gut ausfüllt, bewegt es sich. Wundern Sie sich nicht, wenn Ihr Baby in dieser Woche in Beckenendlage liegt, obwohl es in den letzten Wochen das Köpfchen schon unten hatte. Bei der nächsten Untersuchung kann dies schon wieder ganz anders aussehen: Bis zur 35. Woche verändern viele Babys immer wieder ihre Lage.

Woche 29 – Ihr Baby

Ihr Baby wiegt ungefähr 1200 Gramm und ist 39 Zentimeter lang. Bei Jungen wandern die Hoden von den Nieren durch die Leiste hinunter zum Hodensack. Bei Mädchen steht die Klitoris etwas hervor, weil die Schamlippen noch zu klein sind, um sie zu bedecken. Das Gehirn entwickelt sich kontinuierlich weiter, sodass die Kontrolle von Körpertemperatur und Atmung immer besser funktioniert. In seinen Wachphasen hantiert das Baby eifrig mit der Nabelschnur und schiebt sie hin und her.

Woche 30 – Ihr Baby

Ihr Baby wiegt ungefähr 1500 Gramm und ist 40 Zentimeter lang. Mit jedem weiteren Tag verbessern sich bei einer Frühgeburt seine Chancen. Es kann hell und dunkel unterscheiden und seine Lebensumgebung wahrnehmen. Viele Babys wenden sich gezielt den helleren Bereichen in der Gebärmutter zu und versuchen manchmal sogar, nach der Lichtquelle zu greifen. Auch können sie in einem Abstand von 20 bis 30 Zentimetern scharf sehen. Genau der richtige Abstand, um Ihnen in die Augen zu blicken, wenn Sie Ihr Baby zum ersten Mal anlegen. Trotzdem dauert es noch sieben bis neun Jahre, bis die Wahrnehmung fertig ausgebildet ist. Ihr Baby ist von ungefähr einem Liter Fruchtwasser umgeben. Diese Menge verringert sich, wenn Ihr Baby noch größer wird und den Platz in der Gebärmutter für sich braucht. Lungen und Verdauungstrakt sind fast vollständig ausgebildet und die Lanugobehaarung verschwindet allmählich. Das Näschen bekommt die für Neugeborene typische niedliche Stupsnasenform.

Singen fürs Baby

Ihr Baby kennt und liebt Ihre Stimme schon jetzt. Sobald es geboren ist, werden Sie es mit sanften Tönen beruhigen und in den Schlaf begleiten können. Das klappt umso besser, wenn Sie ihm schon jetzt regelmäßig vorsingen: Kramen Sie in Ihrer Erinnerung und machen Sie Ihr Baby mit Ihren liebsten Kinderliedern vertraut.

KÖRPERLICHE UND SEELISCHE VERÄNDERUNGEN

Ihre Woche 31

Da Ihr Baby in den letzten Wochen auf Wachstum programmiert ist, nimmt Ihr Bauch beinahe täglich an Umfang zu und auch die Anzeige der Waage geht in die Höhe: Allein in den letzten Wochen haben Sie 1,5 bis 2 Kilo zugenommen. Manche Frauen nehmen jetzt wahr, dass das Baby sich weniger bewegt. Die Ursache ist in den allermeisten Fällen Platzmangel in der immer enger werdenden Gebärmutter. Vereinbaren Sie dennoch einen Termin bei Ihrer Hebamme oder Ärztin, wenn Sie sich deswegen Sorgen machen.

Ihre Woche 32

Da Ihr Baby in den Wochen bis zur Geburt rasch zunimmt, geht auch bei Ihnen die Waage nach oben.

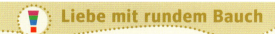

Liebe mit rundem Bauch

Ihr Bauch ist nun so rund, dass herkömmliche Sexstellungen zunehmend unbequem werden. Trotzdem müssen Sie auf Geschlechtsverkehr nicht verzichten, wenn Sie beide Lust darauf haben. Es gibt viele Positionen, bei denen der Bauch nicht stört: Etwa in Löffelchenstellung aneinander gekuschelt, oder über dem Partner sitzend oder kniend. Probieren Sie verschiedene Stellungen aus und finden Sie heraus, was Ihnen am meisten Spaß macht!

Wöchentlich können Sie bis zu 500 Gramm zulegen, ohne dass dies bedenklich ist. Herzklopfen und auch Herzrasen können Folgen der geänderten Kreislaufsituation durch die Belastung im Bauchbereich sein. Leider treten bei vielen Frauen von jetzt an Schlafprobleme auf, weil sie nicht mehr wissen, wie sie sich bequem hinlegen können. Ein ruhiger Spaziergang am Abend, eine Tasse mit Melissen- und Baldriantee oder Entspannungsübungen (Seite 70) können helfen. Ab dieser Woche werden Vorsorgeuntersuchungen im 14-täglichen Turnus empfohlen.

Ihre Woche 33

Wenn Sie Ihr erstes Baby erwarten, kann es sich schon jetzt in die Geburtsposition begeben. Die meisten Babys legen ihr Köpfchen (96 Prozent), seltener ihren Po (3 bis 4 Prozent) in Richtung Becken und drücken manchmal auch schon leicht gegen den Gebärmutterhals. Beim zweiten und bei weiteren Kindern dauert dies noch ein wenig. Sobald Ihr Baby seine Startposition eingenommen hat, wird Ihnen das Atmen wieder etwas leichter fallen.

Ihre Krankenkasse braucht eine Bescheinigung über den mutmaßlichen Geburtstermin für die Berechnung des Mutterschaftsgeldes, wenn Sie als Angestellte versichert sind. Bitten Sie Ihre Hebamme oder Ärztin bei Gelegenheit, Ihnen dieses Attest auszustellen. Packen Sie ruhig auch schon Ihre Tasche zur Geburt. Manche Babys sind einfach voreilig.

Die Entwicklung Ihres Babys

Woche 31 – Ihr Baby

Ihr Baby wiegt ungefähr 1600 Gramm und ist 41 Zentimeter lang. Arme, Beine und der Körper Ihres Babys bilden sich in ihren Strukturen weiter aus, sodass Rumpf und Gliedmaßen allmählich auch proportional zur Größe des Köpfchens passen. Ihr Immunsystem gibt über die Plazenta Antikörper an Ihr Baby weiter und schützt es so vor vielen Infektionskrankheiten. Dieser Schutz besteht auch noch in den ersten Wochen nach der Geburt. Allerdings nur für Erkrankungen, die Sie selbst durchlebt haben oder gegen die Sie geimpft wurden. Ein eigenes Immunsystem zur Abwehr von Krankheiten baut Ihr Baby erst langsam bis zum dritten Geburtstag auf – häufig, indem es zehn bis zwölf fieberhafte Infekte im Jahr durchmacht.

Woche 32 – Ihr Baby

Ihr Baby wiegt zirka 1700 Gramm und ist 42 Zentimeter lang. Die Lungenbläschen reifen allmählich, aber es dauert noch fast bis zur Geburt, bis die Lunge vollständig entwickelt ist. Inzwischen inhaliert Ihr Baby fleißig Fruchtwasser, um die Lungen zu trainieren und das Atmen zu üben.
Das Unterhautfettgewebe und die Muskelmasse nehmen zu, das Kind wirkt rundlicher und die Haut ist nicht mehr so durchscheinend. Ihr Baby ist nur ungefähr zehn Prozent des Tages wach und schläft die meiste Zeit. Dieser Schlaf besteht zu zirka 50 Prozent aus Tiefschlaf und zur anderen Hälfte Zeit aus REM-(Rapid-Eye-Movement-)Phasen, die sehr viel Gehirnaktivität beobachten lassen und mit Traumphasen in Verbindung gebracht werden.

Woche 33 – Ihr Baby

Ihr Baby wiegt mittlerweile ungefähr 2000 Gramm und ist 44 Zentimeter lang. Das Köpfchen Ihres Babys ist weich und formbar, weil die Schädelknochen noch nicht zusammengewachsen sind. Das ist sehr hilfreich für die Geburt, weil sich auf dem engen Weg durch Becken und Vagina der Kopfumfang verkleinern kann, indem sich die Schädelknochen etwas übereinanderschieben. Sobald das Baby geboren ist, weichen sie dann wieder auseinander.
Die übrigen Knochen im Körper härten allmählich aus. Die Fingernägel sind so weit gewachsen, dass sie die Fingerspitzen erreicht haben. Sehr viele erste Babys drehen sich nun in die Startposition für die Geburt. Beim zweiten und bei weiteren Babys kann dies bis zum Wehenbeginn dauern. Die Bewegungen Ihres Babys verändern sich, da nicht mehr viel Platz in der Gebärmutter ist. Es schluckt jetzt täglich bis zu drei Liter Fruchtwasser und trainiert dadurch Magen, Darm und Blase. In der übrigen Zeit nuckelt es am Daumen und strampelt – wenn es nicht gerade schläft. Ihr Baby kann jetzt schon recht gut auf Ihre Aktionen reagieren. Wenn Sie sich zur Ruhe begeben, wird es vielleicht mehr Bewegung zeigen, und wenn Sie Gymnastik oder Yoga praktizieren, wird es eher in einen entspannten Schlaf gleiten.

KÖRPERLICHE UND SEELISCHE VERÄNDERUNGEN

Ihre Woche 34

Wenn Sie ein Kribbeln oder eine Taubheit im Beckenbereich spüren oder Schmerzen beim Gehen haben, ist eine vermehrte Ausschüttung des Hormons Relaxin die Ursache. Die Auflockerung des Knorpels, der die beiden Äste des Schambeins verbindet, ist der Grund dafür. Rollen Sie sich beim Aufstehen erst auf die Seite und kommen Sie dann hoch.

Der Termin für die nächste Vorsorgeuntersuchung steht an. Wenn Sie in einem Angestelltenverhältnis arbeiten, beginnt der Mutterschutz. Ruhen Sie sich viel aus und bereiten Sie Ihr Wochenbett entspannt vor.

Ihre Woche 35

Durchschnittlich haben Sie bis jetzt 11 bis 14 Kilo zugenommen. Der Gebärmutterrand hat die Rippenbögen erreicht und Ihr Bauchnabel wölbt sich stark nach außen. Sie fühlen sich kurzatmig und spüren einen Dauerdruck auf Ihre Harnblase. Auch alle inneren Organe sind verschoben und nach oben und zur Seite gedrängt. Ihr Blutvolumen hat bis zu dieser Schwangerschaftswoche um 25 Prozent zugenommen und Ihr Herz muss mehr und schneller schlagen. Es gibt wirklich Frauen, die sich immer noch gut fühlen und andere, die die Geburt herbeisehnen, weil es ihnen reicht.

Ihre Woche 36

Nach den Senkwehen (Seite 72) schiebt Ihr Baby sein Köpfchen tiefer ins Becken. Für viele Frauen bedeutet dies eine große Erleichterung, da Atmen und Essen wieder leichter fallen. Leider wird das Gehen von nun an wahrscheinlich unangenehmer. Gut ist die tiefere Lage Ihres Babys im Becken für den Fall, dass die Fruchtblase vorzeitig platzt. Das herausplätschernde Fruchtwasser kann die Nabelschnur dann nicht vor das Köpfchen spülen und so im schlimmsten Fall die Sauerstoffversorgung unterbrechen. Fragen Sie bei der Vorsorge, ob das Köpfchen bei einem Blasensprung »abdichtet«. Wenn Sie eine geburtsvorbereitende Akupunktur (Seite 73) wünschen oder sich mit Damm-Massagen (siehe unten) auf die Geburt vorbereiten möchten, können Sie jetzt damit beginnen.

Damm-Massage

Der Damm, ein bei der Geburt des Babys enorm belasteter Bereich, liegt zwischen Vagina und Anus. Eine fünfminütige tägliche Massage ab der 36. Schwangerschaftswoche hilft, das Gewebe dehnbarer und elastischer zu machen. Dazu wählen Sie ein für sich angenehmes Öl und verteilen davon eine kleine Menge auf Daumen, Zeige- und Mittelfinger. Massieren Sie zuerst die kleinen Schamlippen und den Damm mit zwei Fingern, um dann mit drei Fingern und sanftem Druck das Gewebe des Damms in Richtung Anus zu dehnen.

Die Entwicklung Ihres Babys

Woche 34 – Ihr Baby

Ihr Baby wiegt etwa 2100 Gramm und ist von Kopf bis Fuß 45 Zentimeter lang. Es wird jede Woche ein wenig runder und sammelt Reserven für die Zeit nach der Geburt, wenn es seinen eigenen Stoffwechsel aufnimmt und zum Beispiel die Körpertemperatur selbst reguliert. Das zentrale Nervensystem braucht noch etwas Zeit, um zu reifen, aber die Lungen sind fast fertig für das Leben außerhalb der Gebärmutter.

Ihr Baby kann jetzt viel deutlicher hören und bekannte Geräusche im Gedächtnis speichern. Und davon gibt es viele: Der Sound von Magen, Darm und Herz bildet eine eindrucksvolle Lautkulisse. Ihre Stimme hebt sich davon dennoch deutlich ab.

Und wenn Sie es direkt ansprechen, hält Ihr Baby im Wachzustand manchmal inne, um zu lauschen. Hört es dagegen ungewohnte oder sehr laute Töne, reagiert es mit beschleunigter Herzfrequenz und zuckt auch für Sie merklich zusammen.

Woche 35 – Ihr Baby

Ihr Baby wiegt circa 2400 Gramm und ist 46 Zentimeter lang. Es beginnt, die lebenswichtigen Saug- und Suchreflexe zu trainieren. Den Suchreflex werden Sie gleich nach der Geburt beobachten können. Ihr Baby wird sein Köpfchen zu der Seite wenden, an der es einen Kontakt an seiner Wange gespürt hat, und mit seinem geöffneten Mund kleine Kreise beschreiben, bis es an der Milchquelle gelandet ist.

Typisch ist nun, dass Ihr Baby Ihnen bei Dehn- und Streckübungen in Magen oder Leber tritt – das kann schmerzhaft sein, ist aber nicht gesundheitsschädlich. Die Wand von Gebärmutter und Unterleib dehnt sich weiter, wird dadurch lichtdurchlässiger. So lernt Ihr Baby den Unterschied zwischen hell und dunkel.

Woche 36 – Ihr Baby

Ihr Baby wiegt zirka 2600 Gramm und ist 47 Zentimeter lang. Pro Tag nimmt es nun etwa 28 Gramm zu – wichtige Reserven für die Geburt! Ab dieser Woche sind die Lungen in der Lage, jenen wichtigen Stoff zu bilden, der die Lungenbläschen innen auskleidet, sie stabilisiert und vor dem Verkleben schützt. Kommt Ihr Baby jetzt zur Welt, kann es die eigene Atmung aufnehmen. Ihr Baby verliert nun die Lanugobehaarung. Bei wenigen Kindern kann es sein, dass an Armen, Beinen, Schultern oder einzelnen Hautfalten noch Haare übrig bleiben. Ihr Baby hat in der 36. Woche noch kein eigenes Immunsystem. Es erhält Antikörper über die Plazenta.

 Wie liegt das Baby?

Können Sie schon von außen einzelne Körperteile erkennen oder fühlen? Falls Sie Schwierigkeiten damit haben, wird Ihnen Ihre Hebamme gern dabei helfen zu tasten, wie Ihr Baby im Bauch liegt.

KÖRPERLICHE UND SEELISCHE VERÄNDERUNGEN

Ihre Woche 37

Der Babybauch hat nun seinen maximalen Umfang erreicht und für manche von Ihnen wird es nicht leicht sein, sich hinter ein Lenkrad zu quetschen oder die größeren Kinder aus dem Kinderwagen zu heben. Ganz zu schweigen vom Einkauf! Lassen Sie sich bitte unterstützen, wenn Ihnen jetzt alles schwerfallen sollte. Die Zielgerade ist fast erreicht!

Übelkeit und Müdigkeit können zurückkommen. Sie werden immer nach Toiletten Ausschau halten müssen, weil Ihre Harnblase kaum noch Platz hat, sich zu füllen.

Den Weg zum Geburtsort üben

Falls Sie Ihr Baby nicht zu Hause zur Welt bringen, sollten Sie den Weg zum Geburtsort schon einmal gefahren sein,

- damit Sie wissen, wie lange Sie dorthin brauchen und wo die Geburtsräume sind.
- um Kontakt zu den dort arbeitenden Menschen zu bekommen und eventuell dort gebräuchliche Informationsblätter und -broschüren mitzunehmen, die Sie besser jetzt in Ruhe lesen als später während der Wehenarbeit.
- falls Sie noch Fragen zum dort üblichen Geburtsablauf haben oder um ein Vorgespräch zu bitten.

Ihre Woche 38

Wussten Sie, dass die meisten Babys mit dunkelblauen Augen zur Welt kommen? Das gilt jedenfalls, wenn beide Elternteile Nordeuropäer sind. Seine richtige Augenfarbe zeigt ein Baby aber erst nach Wochen oder Monaten. Die Babys im Sudan und in Südindien haben bei der Geburt übrigens dunkelgraue oder hellbraune Augen, die erst nach sechs bis zwölf Monaten braun oder schwarz werden.

Ihre nächste Vorsorgeuntersuchung steht bevor. Fragen Sie, ob das Köpfchen fest im Becken ist.

Ist alles für Ihr Baby vorbereitet? Sind eventuelle Mitbringsel für Ihre größeren Kinder schon besorgt? Wissen die Großen schon, wie alles ablaufen soll, wo sie bleiben werden und wer sich um sie kümmern wird? Gibt es Freundinnen und Freunde, die Sie um Unterstützung bitten können?

Nutzen Sie die letzten Wochen vor der Geburt noch einmal ausgiebig für sich selbst: Kino-, Restaurant- und Museumsbesuche sind jetzt noch ohne großen Organisationsaufwand möglich. Genießen Sie die Zweisamkeit mit Ihrem Partner und malen Sie sich aus, wie schön das Leben als Familie sein wird.

Besorgen Sie sich die Antragsformulare für Mutterschafts-, Erziehungs- und Kindergeld. Sie sind inzwischen leicht erhältlich, wenn Sie einen Internetzugang besitzen: Als PDF-Dateien herunterladen unter www.familien-wegweiser.de Und während Sie auf Ihr Baby warten, können Sie diese in aller Ruhe ausfüllen.

Woche 37 – Ihr Baby

Ihr Baby wiegt in dieser Woche zwischen 2800 und 3100 Gramm und ist 48 Zentimeter lang. Erste Babys haben ihr Köpfchen in das mütterliche Becken geschoben und sind dort umgeben und geschützt von den mütterlichen Beckenknochen. In dieser Position haben auch die wachsenden Beinchen und der Po den notwendigen Platz. Bei den Übungswehen (Seite 72) spürt Ihr Baby, dass sich der umgebende Raum manchmal etwas zusammenzieht und in eine Richtung schiebt. Ein gutes Training für die Geburt!

Einige Babys haben den Kopf jetzt schon voller Haare, mit bis zu zwei Zentimeter langen Strähnen – andere sind ganz kahl. Wundern Sie sich nicht über die Haarfarbe Ihres Babys. Es kommt häufig vor, dass Kinder von dunkelhaarigen Eltern mit blonden oder rötlichen Haaren zu Welt kommen oder blonde Eltern ein Kind mit pechschwarzen Haaren bekommen.

Ihr Baby gibt die Käseschmiere, die seine Haut im Fruchtwasser geschützt hat, und auch die Lanugobehaarung, die den ganzen Körper bedeckt hat, in das Fruchtwasser ab. Bei seinen Schluck- und Atembewegungen schluckt es automatisch auch Flöckchen von Käseschmiere und Lanugohärchen. Damit hat es allerdings kein Problem, im Gegenteil – es wird durch Härchen und Käseschmiere mit Proteinen versorgt, die es für seine Entwicklung braucht. Und alles, was nicht verwertet werden kann, wird im Darm gelagert und ist Inhalt der ersten Darmentleerung nach der Geburt. Das sogenannte Mekonium oder Kindspech sieht aus wie Unterbodenschutz (tiefschwarz mit dunkelgrünen Bestandteilen) und klebt auch nahezu so gut wie dieser.

Woche 38 – Ihr Baby

Ihr Baby wiegt ungefähr 3000 Gramm und ist 49 Zentimeter lang. Alles an Ihrem Baby ist ausgereift und bis zur Geburt wird es nun nur noch wachsen und zunehmen. Der Platz im Uterus ist so eingeschränkt, dass es sich weniger bewegt. Ihr Baby hat einen starken Greifreflex entwickelt, den es bis zum vierten Lebensmonat behält. Es könnte mit diesem Griff an einem Gegenstand oder an Ihren Fingern sein eigenes Gewicht tragen. Einige unserer Reflexe sind wohl auf unsere Evolutionsgeschichte zurückzuführen. Da war ein Überleben nur dann möglich, wenn das Baby in der Lage war, sich in der Nähe von Mamas Brust festzuhalten, um beim Jagen und Sammeln nicht verloren zu gehen.

Sollte Ihr Baby in der 38. Schwangerschaftswoche zur Welt kommen, gilt es nicht mehr als eine Frühgeburt. Die Lunge ist so weit entwickelt, dass Ihr Baby eigenständig atmen kann. Die allermeisten Babys haben nun ihre endgültige Geburtsposition eingenommen. Kindsbewegungen werden jetzt oft weniger, da Platzmangel herrscht. Wenn Sie bereits Kinder geboren haben, kann es vorkommen, dass Ihr Baby noch immer nicht in der endgültigen Geburtsposition liegt und fröhlich weiter herumturnt. Dann helfen die ersten kräftigen Geburtswehen, damit es sich in eine optimale Startposition begibt.

KÖRPERLICHE UND SEELISCHE VERÄNDERUNGEN

Ihre Woche 39

Die allermeisten Geburten beginnen mit dem Einsetzen der Wehen. Nur bei etwa 15 Prozent der Frauen platzt zuerst die Fruchtblase. Meist tritt nur wenig Fruchtwasser aus, weil das Köpfchen unten im Becken abdichtet. Allerdings bedeutet das Platzen der Fruchtblase, dass die Geburt beginnt. Sie sollten sich dann mit Ihrer betreuenden Hebamme (falls eine Hausgeburt oder Beleggeburt geplant ist) in Verbindung setzen oder in die Klinik fahren – auch wenn die Wehen noch nicht eingesetzt haben.

Wenn sich noch gar nichts tut, hilft nur Abwarten. Gut ist es dann, einfach tagsüber aktiv zu bleiben und sich mit Freundinnen zum Frühstück oder Mittagessen zu verabreden. Oder auch als Paar noch die erst einmal letzten ruhigen Stunden in Zweisamkeit mit Ausstellungsbesuchen, Kino oder Schwimmbad (wenn der Muttermund noch zu ist – Hebamme oder Ärztin fragen) zu verbringen. Am frühen Abend sind dann eher Entspannung und Schlaf sinnvoll. Das Durchschlafen ist zwar oft nicht mehr möglich, weil Sie keine bequeme Position finden und mehrmals in der Nacht auf die Toilette müssen, aber es ist ratsam, ausgeruht in die aufregende Zeit der Geburt und des Wochenbetts zu gehen.

Ihre Woche 40

Alle werdenden Mütter leben mit dem im Mutterpass vermerkten Geburtstermin und werden sehr ungeduldig, wenn er überschritten ist. Entspannen Sie sich! Nur drei bis vier Prozent aller Babys werden am errechneten Stichtag geboren. Erst zwei Wochen danach kann von einer Übertragung gesprochen werden, die für das Baby Risiken mit sich bringen kann. Versuchen Sie daher, auch dann ruhig zu bleiben, wenn das magische Datum verstrichen ist: Vielleicht findet Ihr Baby ein Datum zehn Tage später einfach viel besser. Denken Sie daran, dass Sie für Ihr Baby nichts Besseres tun können, als es bis zur Lebensreife in sich zu tragen.

> **Übung: Dem Leben zustimmen**
>
> Diese Übung hilft Ihnen, dem Leben, Ihrem Alltag, aber auch unliebsamen Umständen mit einer positiven Grundhaltung gegenüberzutreten:
> Setzen Sie sich mit geschlossenen Augen auf einen Stuhl. Versuchen Sie nun, den ganzen Körper zu entspannen, indem Sie ruhig ein- und ausatmen und in Gedanken von den Zehenspitzen hochwandern bis zum Kopf. Atmen Sie dann ruhig durch die Nase ein und durch den Mund aus. Wiederholen Sie beim Ausatmen ein kurzes einfaches Wort, wie zum Beispiel ein »Ja«. Konzentrieren Sie sich etwa zehn Minuten lang auf diese Atmungsweise. Dann kommen Sie langsam zurück, bewegen Hände und Füße und öffnen die Augen.

Woche 39 – Ihr Baby

Ihr Baby wiegt circa 3200 Gramm und ist 50 Zentimeter lang. Geburtsgewichte zwischen 2800 und 4000 Gramm sind ein gesundes Maß für Neugeborene. Die Fruchtwassermenge nimmt weiter ab und Sie können vielleicht eine kleine Gewichtsabnahme bei sich feststellen – auch wenn Ihr Baby munter weiter zunimmt. Die Augen sind bei Neugeborenen schon recht groß, die Zellen für das Schwarz-Weiß-Sehen und auch das Farbsehen sind angelegt, aber die Nervenverbindungen für ein scharfes Sehen sind noch nicht ausgereift. Es kann auf eine Entfernung von etwa 25 bis 30 Zentimetern Dinge erkennen. Ihr Baby wird Sie also beim Stillen anschauen können, weil das genau dieser Entfernung entspricht. Manche Babys üben schon jetzt das Saugen am Daumen oder den Händchen. So sehr, dass sie schon kleine Nuckelblasen an den Lippen haben, wenn sie zur Welt kommen.

Woche 40 – Ihr Baby

Ihr Baby wiegt zirka 3400 Gramm und ist 51 Zentimeter lang. Größe und Gewicht im Vorhinein exakt zu bestimmen ist schwierig und auch Ultraschallmessungen liegen zu 50 Prozent daneben. Ihr Baby wird im letzten Schwangerschaftsdrittel, so wie auch im weiteren Leben, individuell wachsen und zunehmen.
Manche Babys haben schon recht lange Finger- und Fußnägel bei der Geburt, die aber noch so weich sind, dass sie ein paar Tage nach der Geburt abbrechen.

70 verschiedene Reflexe besitzt Ihr Baby nun, die ihm den Start ins Leben erleichtern.
Es ist gut zu wissen, dass nur 25 Prozent der Babys vor dem errechneten Geburtstermin zur Welt kommen und 70 Prozent danach. Denken Sie daran, wie sehr sich ein Baby am Ende der Schwangerschaft zusammenfalten muss, um in der Gebärmutter Platz zu finden. Bei dieser Vorstellung wird klar, dass es bis zum Einsetzen der Wehen nicht mehr lange dauern kann!

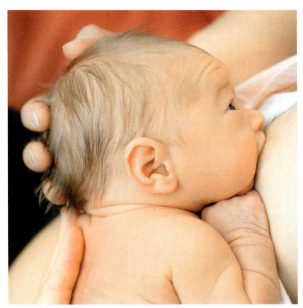

Gut für Mutter und Kind: Das erste Anlegen gleich nach der Geburt unterstützt das Bonding von Anfang an.

DAS 3. DRITTEL: 28. BIS 40. WOCHE

Entspannungsübungen

Störfaktor Stress

Emotionaler oder körperlicher Stress in der Schwangerschaft ist weder für Sie noch für Ihr Baby gesund. In Studien wurde belegt, dass Babys, deren Mütter unter Stress standen, schon in der Gebärmutter eine deutlich erhöhte Aktivität zeigten. Die Lern- und Denkfähigkeit der Babys nach der Geburt zeigte Schwächen, wenn sie in der Schwangerschaft in einem hohen Maß dem mütterlichen Stresshormon Cortisol ausgesetzt waren. Natürlich lassen sich stressige Situationen nicht immer vermeiden – umso wichtiger ist es, dass Sie sich einen Ausgleich suchen. Erholungsphasen im Alltag und regelmäßige Entspannungsübungen helfen, Energie zu tanken und alles etwas gelassener zu sehen. Auch die bewusste Einstellung, dass nichts von dem, was andere tun oder was gerade geschieht, Sie aus der Ruhe bringen kann, ist hilfreich. Denn in Wirklichkeit sind es Sie selbst, die unter Stress und Anspannung stehen, so paradox das klingen mag.

Regelmäßige Entspannung hilft

Durch Entspannungsübungen und die intensive Beschäftigung mit dem eigenen Körper und den einzelnen Körperteilen können Sie lernen, sich selbst bewusster wahrzunehmen. Ihr Körpergefühl steigt und mit etwas Übung gelingt es Ihnen, sich gezielt zu entspannen. Sie können Verkrampfungen auch bei der Geburt entgegenwirken und Ihren Körper somit bewusster steuern. Eine gleichmäßige und tiefe Atmung fördert zudem auch die Sauerstoffversorgung Ihres Babys. Ihre Nerven beruhigen sich, Atmung und Herzschlag werden regelmäßig, Gedanken und Gefühle kommen zur Ruhe.

Übungen für Körper und Seele

Die hier vorgestellten Entspannungsübungen sind leicht zu erlernen und die Umsetzung benötigt nur wenig Zeit. Die Fähigkeit, entspannt loszulassen, ist auch für die spätere, manchmal anstrengende und schlafraubende Zeit mit Ihrem kleinen Schatz Gold wert.

Entspannung für Schultern und Nacken

Viele Frauen leiden während der Schwangerschaft an Verspannungen im Nackenbereich. Wenn auch Sie davon betroffen sind, kann folgende Übung helfen:

- Atmen Sie lang und tief durch die Nase in den Bauch. Zählen Sie dabei bis vier. Entspannen Sie dann die Schulter- und Nackenmuskulatur. Atmen Sie langsam aus und zählen Sie bis sechs. Wiederholen Sie diese Abfolge vier- oder fünfmal, um Spannungen abzubauen.

Entspannungsübungen

Loslassen

Diese Übung kann helfen, körperliche aber auch gedankliche Verspannungen für kurze Zeit loszulassen. Sie kann in einer bequemen Seitenlage oder auf einem angenehmen Sessel oder Sofa praktiziert werden.

- Stellen Sie sich während des Atmens das Wort »loslassen« in Ihren Gedanken vor. Denken Sie beim Einatmen das Wort »los« und beim Ausatmen das Wort »lassen«. Immer wieder, Atemzug für Atemzug.
- Ihr Körper sinkt tiefer in die Unterlage auf der Sie liegen oder sitzen, wird weicher und gelöster.
- Beenden Sie diese Übung nach 10 bis 15 Minuten.

Viele Frauen sind bei dieser Übung klar und wach, während ihr Körper ruht. Lassen Sie sich nach der Übung ein bisschen Zeit, um wieder im Alltag anzukommen. Recken, strecken und räkeln Sie sich, wenn Sie gelegen haben. Nach sitzender Entspannung hilft Strecken der Arme und Rollen der Schultern nach vorn und hinten.

Pilates – Übung für den Beckenboden

Pilates trainiert die Bauch- und Beckenbodenmuskulatur, die in der Schwangerschaft stark belastet sind. Im Vierfüßlerstand helfen die Übungen, Stress aus dem Rücken- und Beckenbereich abzuleiten. Im letzten Drittel können diese Übungen das Baby dabei unterstützen, in die richtige Lage zu finden. Bevor Sie mit dem Üben beginnen, sollten Sie sicherstellen, dass Ihre Beckenbodenmuskulatur stark genug ist. Ziehen Sie die Muskeln

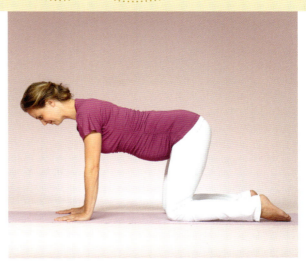

Die Übung »Bauchnabelpumpen« können Sie in jedem Stadium der Schwangerschaft durchführen.

kräftig nach innen und oben und halten Sie die Spannung für mindestens zehn Sekunden.

- Begeben Sie sich in den Vierfüßlerstand und bringen Sie Ihren Rücken in eine möglichst flache, waagerechte Position.
- Atmen Sie tief ein und beginnen Sie beim Ausatmen mit dem Anspannen der Beckenbodenmuskulatur wie oben beschrieben.
- Zur selben Zeit ziehen Sie den Bauchnabel abwechselnd ein und drücken ihn wieder heraus. Das nennt sich Bauchnabelpumpen. Versuchen Sie, diese Anspannung für zehn Sekunden zu halten, ohne die Luft anzuhalten und ohne den Rücken zu bewegen.
- Wiederholen Sie diese Übung zehnmal.

Erste Wehen

Übungswehen

Ihr Körper bereitet sich schon lange vor dem Geburtstermin auf diesen großen Tag vor. Die sogenannten Braxton-Hicks-Kontraktionen oder Übungswehen können bereits ab der 25. Woche auftreten. Die Gebärmutter zieht sich dabei etwas zusammen und der Bauch fühlt sich hart und gespannt an. Diese ersten Wehen sind nicht wirklich schmerzhaft und oft kaum zu spüren. Benannt wurden sie nach dem Gynäkologen John Braxton Hicks, der sie erstmals beschrieb.

In den letzten Wochen vor der Geburt melden sich Übungswehen oft in unregelmäßigen Abständen abends für zwei bis drei Stunden. Sie spüren, dass Ihr Bauch rund und hart wird. Vielleicht begleitet auch ein leicht schmerzhaftes Ziehen im Unterbauch den Vorgang. Ihre Gebärmutter kann sich bis zu 60 Sekunden zusammenziehen, und das mehrfach am Tag. Übungswehen dienen hauptsächlich zum Training der Gebärmutter für die nahende Geburt. Allerdings können Stress und Anstrengung Spannungsgefühl und Schmerzempfinden verstärken. Wenn die Wehen für Sie unangenehm sind, tut Schonung gut. Ob Sie Übungswehen oder Senkwehen haben, ist nicht leicht zu unterscheiden. Beobachten Sie Ihre Bauchform und reden Sie mit Ihrer Hebamme über Ihre Empfindungen.

Senkwehen

Senkwehen treten in der Regel erst vier bis sechs Wochen vor der Geburt auf und helfen Ihrem Baby dabei, sich nach unten ins Becken zu schieben. Senkwehen sind ebenso wie Übungswehen unregelmäßig. Sie können sie durchaus als schmerzhaft empfinden oder auch gar nicht spüren. Wenn Sie die Wehen wahrnehmen, bemerken Sie ein Hartwerden Ihres Bauches, oft verbunden mit einem Ziehen in der Leistengegend, vergleichbar mit Menstruationsbeschwerden. Auch Rückenschmerzen können auftreten. Wenn sich Ihr Baby erst ins Becken geschoben hat, wird einiges ange-

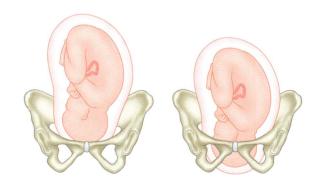

Das Baby vor (links) und nach (rechts) dem Eintritt ins mütterliche Becken.

Erste Wehen

nehmer! Das Atmen fällt leichter und der Magen hat ein wenig mehr Platz für größere Menüs. Auf der anderen Seite erhöht sich der Druck auf die Harnblase und beim Laufen kann das Gefühl entstehen, dass Ihr Baby schon die Vagina aufdehnen möchte.

Geburtsvorbereitende Akupunktur

Viele Frauen wünschen eine geburtsvorbereitende Akupunktur. Hebammen und Ärztinnen mit einer Zusatzausbildung in Traditioneller Chinesischer Medizin können diese Behandlung durchführen.

Akupunktur verkürzt die Eröffnungsphase

Die Wirkung von Akupunktur auf den Geburtsverlauf wurde in einer Studie der Universitäts-Frauenklinik in Mannheim untersucht. Das Ergebnis zeigte, dass die geburtsvorbereitende Akupunktur die Dauer der Geburt bei Erstgebärenden im Schnitt von zehn auf acht Stunden verkürzt hat, in der zweiten Gruppe auf immerhin neun Stunden. Erklärt wurde dieses Ergebnis damit, dass die Akupunktur zu einer besseren Reifung des Gebärmuttermundes bis zum Geburtstermin führt. Der Gebärmutterhals wird kürzer und weicher und der Muttermund ist häufig schon etwas geöffnet. Die zeitliche Verkürzung bezieht sich aber ausschließlich auf die Eröffnungsphase der Geburt, also die Zeit vom Einsetzen der Wehen bis zur vollständigen Eröffnung des Muttermundes. Die Austreibungsphase, wenn sich das Baby durch den Geburtskanal schiebt, bleibt in ihrer

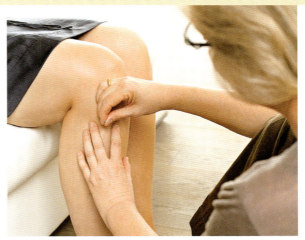

Ab der 35. bis 36. Woche können Sie sich von Ihrer Hebamme oder Ärztin mit geburtsvorbereitender Akupunktur behandeln lassen.

Dauer unverändert. Auch der Zeitpunkt der Geburt lässt sich durch Akupunktur nicht beeinflussen: Weder setzten nach einer Behandlung vorzeitige Wehen ein noch verlegte sich der Geburtstermin nach vorn.
Die Behandlung beginnt in der 35. oder 36. Schwangerschaftswoche. Bis zur Geburt sind drei bis vier Behandlungen empfohlen. Die Behandlung findet einmal in der Woche statt und dauert etwa 30 Minuten. Das Setzen der feinen Akupunkturnadeln ist an den meisten Punkten nahezu schmerzlos. Häufig ist nach der Behandlung ein starkes Strampeln des Babys als »Nebenwirkung« wahrzunehmen. Ihr Baby wird, wenn alles gesund verläuft, aber auch ohne diese Behandlung wunderbar zur Welt kommen.

DAS 3. DRITTEL: 28. BIS 40. WOCHE

Terminüberschreitung

Ist der Geburtstermin verstrichen, ohne dass Wehen eingesetzt haben, stellt das für viele Frauen eine harte Geduldsprobe dar. Es hilft zu wissen, dass die meisten Geburten in einem Zeitraum von vier Wochen um den Geburtstermin herum stattfinden: in den zwei Wochen davor und den zwei Wochen danach.

Die verständliche Ungeduld der werdenden Mutter wird häufig durch Nachfragen von Freunden und Verwandten noch verstärkt. Versuchen Sie in diesem Fall, die Sichtweise Ihres Kindes einzunehmen: Es möchte zu seinem Termin kommen und nicht zu einem durch Ultraschall oder Formeln berechneten Datum – vorausgesetzt, es geht im gut. Versuchen Sie, die letzten Tage Ihrer Schwangerschaft bewusst zu genießen: Sie sind bald vorbei! Streicheln Sie Ihr Baby und reden Sie viel mit ihm. Statistiken zeigen, dass erste Babys sich im Durchschnitt sechs bis sieben Tage nach dem errechneten Termin auf den Weg machen.

Erst ab der vollendeten 40. Schwangerschaftswoche wird von einer Terminüberschreitung und ab der 42. Woche von einer Übertragung gesprochen. Eine Übertragung über die 42. Woche hinaus tritt allerdings sehr selten auf. Nicht zuletzt, weil in vielen Kliniken nach der vollendeten 41. Woche oder nach einer Terminüberschreitung von zehn Tagen eine Geburtseinleitung empfohlen wird.

Dabei gibt es eine Menge Gründe für eine Geburt vor oder nach dem errechneten Termin. Nicht alle Frauen kennen zum Beispiel den Tag der Zeugung genau. Auch beeinflussen unzählige Faktoren den Entwicklungsprozess Ihres Babys. Wir alle sind etwas unterschiedlich und es gibt viele Einflussfaktoren, die die Zeit bis zur Geburt eines Babys verzögern oder auch beschleunigen können. Dazu gehören Ernährungsverhalten und Lebensweise, die körperliche Verfassung und alle individuellen Besonderheiten von Hormonhaushalt und Stoffwechsel. Der Stand des Mondes, des Wetters, oder anderer Kräfte als Einflussfaktoren auf den Geburtsbeginn sind bisher in keiner wissenschaftlichen Studie belegt worden.

Wenn keine Wehen einsetzen

Wenn der Geburtstermin verstrichen ist und sich kein Geburtsbeginn ankündigt, werden in Deutschland alle zwei bis drei Tage Urin und Blutdruck untersucht und die Herztöne des Babys mit dem CTG (Seite 90) 30 Minuten lang aufgezeichnet. Mit einer Ultraschalluntersuchung wird die Menge des Fruchtwassers kontrolliert, die erst dann deutlich nachlässt, wenn Plazenta und Eihäute aufgrund natürlicher Alterungsprozesse die optimale Nachproduktion von Fruchtwasser nicht mehr schaffen, oder wenn die Fruchtblase geplatzt ist. In anderen europäischen Ländern beginnt man mit diesen Untersuchungen erst eine Woche später. Diese Vorsichtsmaßnahmen dienen alle nur dazu, gut auf Ihr Baby und Sie selbst zu achten und bei Anzeichen von Problemen eine Geburtseinleitung zu empfehlen.

Natürliche Geburtseinleitung

Bevor die Geburt medikamentös eingeleitet wird, können Sie unterstützende Maßnahmen ausprobieren:

- Regelmäßiger Geschlechtsverkehr kann den Geburtsbeginn fördern. Unklar ist, ob das männliche Sperma, das Prostaglandine enthält, die Wehentätigkeit der Gebärmutter aktiviert, oder ob das Zusammenziehen der Gebärmutter beim Orgasmus und die Ausschüttung von Oxytocin helfen, Wehen auszulösen, oder vielleicht beides.
- Ist der Muttermund bereits etwas geöffnet, können Ärztin oder Hebamme versuchen, die Fruchtblase mit dem Finger vorsichtig vom Gebärmutterhals abzulösen. Auch dadurch werden Prostaglandine freigesetzt, die die Wehentätigkeit anregen. Die sogenannte Eipollösung kann etwas schmerzhaft und von einer leichten Blutung begleitet sein, die aber unbedenklich ist, wenn sie bald aufhört.
- Eine weitere Möglichkeit besteht darin, Ihre Brustwarzen zu stimulieren. Sie müssen dafür beide Brustwarzen ungefähr eine Minute lang massieren. Danach kommt eine zirka dreiminütige Pause, bevor die Brustwarzen erneut stimuliert werden. Diese Maßnahme regt die Ausschüttung von Oxytocin an.

Alle Methoden helfen allerdings nur dann, wenn Ihr Baby bereit ist, sich auf den Weg zu machen.

Anzeichen der nahenden Geburt

Alle Frauen fragen sich, ob es sichere Anzeichen gibt, die eine baldige Geburt ankündigen. Nicht alle Signale garantieren einen raschen Geburtsbeginn. Sie zeigen aber, dass sich der Körper auf das große Ereignis vorbereitet. In manchen Fällen tritt auch keines der Vorzeichen auf und es kommt trotzdem zum Einsetzen der Wehen. Folgende Anzeichen deuten auf die nahende Geburt hin:

- vermehrte Vorwehen
- eine veränderte Bauchform, weil das Baby sich mit seinem vorangehenden Körperteil tiefer ins kleine Becken gesenkt hat
- Schlaf- und Appetitlosigkeit
- Unlust, noch weiter so kugelrund zu sein
- Abgang des Schleimpfropfes, ein weißlich-gelblicher dicker Schleim, der als Schutz vor Infektionen den inneren Muttermund abdichtet. Er löst sich beim Weicherwerden des Gebärmutterhalses und ist oft mit etwas Blut vermischt im Slip zu finden (sogenannte Zeichnungsblutung).
- Durchfall, weil bei Geburtsbeginn die Wehenhormone auch die Kontraktionen des Darms anregen.

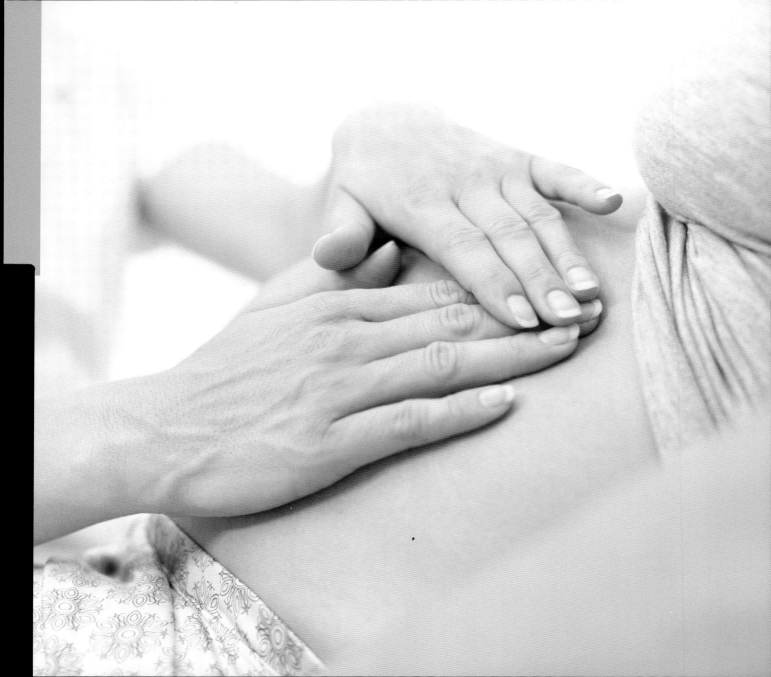

VORSORGE UND MEDIZINISCHE BEGLEITUNG

Medizinische Begleiterinnen	78
Hebammen	78
Ärztinnen	78
Vorsorgeuntersuchungen	80
Zusätzliche Untersuchungen	80
Der Mutterpass	82
Was heißt denn hier Risiko?	83
Ergebnisse der Blut- und Urintests	84
Medizinische Vorgeschichte	85
Das Gravidogramm	86
Ultraschall und CTG	88
Ultraschalluntersuchungen	88
Normkurven für das kindliche Wachstum	89
Doppler-Ultraschall	90
Herztöne und Strampeln des Babys – CTG	90

Medizinische Begleiterinnen

Eine Frauenärztin, bei der Sie sich gut aufgehoben fühlen, haben Sie sich wahrscheinlich schon vor der Schwangerschaft gesucht. Auch eine Hebamme kann auf Ihren Wunsch zu Ihrem Betreuungsteam von Anfang an dazu gehören. Beide Berufsgruppen verfügen über fachliche Kompetenzen und Erfahrungen, die einander gut ergänzen, aber oft nicht ersetzen können.

Hebammen

Eine Hebamme ist Expertin für alle Themen rund um Schwangerschaft und Geburt – von Beginn der Schwangerschaft über Geburt und Wochenbett bis zum Ende der Stillzeit. Sie können zu jedem Zeitpunkt Ihrer Schwangerschaft mit der Hebamme Ihrer Wahl in Verbindung treten und sie um Rat fragen.

Zum Beratungs-, Untersuchungs- und Leistungsspektrum der Hebamme gehören vor allem:

- Schwangerenvorsorge
- Beratungen zu den Themen Ernährung, Lebensweise in der Schwangerschaft, Partnerschaft und Sexualität, soziale Hilfen in der Schwangerschaft und nach der Geburt, Wahl des Geburtsortes und Vorbereitung auf das Kind
- Hausbesuche bei Schwangerschaftsbeschwerden und vorzeitigen Wehen
- Geburtsvorbereitung, Schwangerschaftsgymnastik, Babypflege, Rückbildungsgymnastik, Babymassage
- Geburtshilfe im Krankenhaus – angestellt oder als Beleghebamme, im Geburtshaus und Zuhause
- Wochenbettbetreuung, Leben mit dem Baby, Beratung bei Stillbeschwerden
- Betreuung in besonderen Lebenssituationen – Krisen vor und nach der Geburt
- als Familienhebammen (mit einer Zusatzqualifikation nach der Hebammenausbildung)

Viele Hebammen haben sich auf einzelne Bereiche aus diesem umfangreichen Tätigkeitsspektrum spezialisiert. Informieren Sie sich deshalb frühzeitig über die Möglichkeiten und Angebote von Hebammen in Ihrer Umgebung. Denken Sie daran: Hebammenhilfe kann von jeder Frau in Anspruch genommen werden! Gesetzliche Krankenkassen übernehmen alle medizinisch notwendigen Kosten. Sind Sie privat versichert, sollten Sie sich mit Ihrer Krankenkasse in Verbindung setzen, um zu klären, welche Leistungen übernommen werden.

Ärztinnen

Ihre Frauenärztin ist die Ansprechpartnerin für alle Fragen der weiblichen Gesundheit – von der Pubertät bis

Medizinische Begleiterinnen

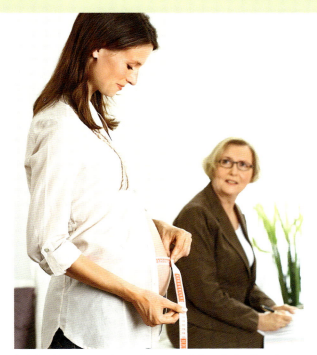

Bei den Vorsorgeuntersuchungen wird auch der Bauchumfang gemessen und im Mutterpass vermerkt.

Entwicklungen und möglichen Krankheiten.
Zum Angebot der Frauenärztin gehören vor allem:
- Vorsorgeuntersuchungen
- Labor- und Ultraschalluntersuchungen
- Verfahren der pränatalen Diagnostik
- Untersuchungen im Wochenbett
- Verhütungsberatung
- Krebsfrüherkennung
- Impfungen
- in der Klinik: Geburtshilfe, Operationen

Die Kosten der als notwendig definierten Untersuchungen werden von allen Krankenkassen und Krankenversicherungen übernommen.

Die Basis der Betreuung: Verbindliche Standards

In den sogenannten Mutterschaftsrichtlinien ist der Inhalt und Umfang der ärztlichen Aufgaben während der Schwangerschaft und nach der Geburt geregelt. Hebammen arbeiten auf der Grundlage des Hebammen-Gesetzes der Berufsordnungen der Länder und der Mutterschaftsrichtlinien. Bei beiden Berufsgruppen liegen damit richtungsweisende Anleitungen vor, die dazu beitragen, dass die Qualität Ihrer Betreuung stimmt.

ins hohe Alter. Die Geburtshilfe ist der Teil des Fachgebietes, der sich mit der Überwachung von Schwangerschaften sowie der Vorbereitung, Durchführung und Nachbehandlung von Geburten befasst. Ihre Frauenärztin begleitet Sie durch die Schwangerschaft und überwacht Ihre Gesundheit und die Ihres Babys mit einem umfangreichen Arsenal medizinischer Diagnoseverfahren. Die ärztliche Ausbildung und Tätigkeit schult insbesondere den Blick auf alle Risiken, abweichenden

VORSORGE UND MEDIZINISCHE BEGLEITUNG

Vorsorgeuntersuchungen

Die Vorsorgeuntersuchungen dienen dazu, Veränderungen und die gesunde Entwicklung von Mutter und Kind zu beobachten und zu dokumentieren.

Die Untersuchungen finden bei einem unproblematischen Schwangerschaftsverlauf zunächst monatlich und ab der 32. Woche alle 14 Tage statt. Finden die Untersuchungen regelmäßig statt, ist es in der Regel problemlos möglich, Besonderheiten und Risiken frühzeitig zu erkennen und zu behandeln. Dazu führt Ihre Ärztin oder Hebamme mit Ihnen ein Beratungsgespräch, in dem sie alle Befunde erklärt und, falls medizinisch notwendig, sinnvolle Maßnahmen empfiehlt.

Die Vorsorgeuntersuchungen können sowohl von Hebammen als auch von Ärztinnen durchgeführt und im Mutterpass eingetragen werden. Lediglich Ultraschalluntersuchungen werden ausschließlich von Ärztinnen und nicht von Hebammen durchgeführt.

Falls Ihre Ärztin oder Hebamme im Mutterpass nach der Anamnese ein Schwangerschaftsrisiko angekreuzt hat, ist eine Betreuung auch durch die Frauenärztin zu empfehlen, es sei denn, Sie entscheiden sich eigenverantwortlich dagegen.

Sie haben einen gesetzlichen Anspruch auf ausreichende medizinische Untersuchung und Beratung. Die Kosten hierfür werden von den gesetzlichen und den privaten Krankenkassen übernommen. Wenn Sie Leistungen nach dem Bundessozialhilfegesetz beziehen, übernimmt das Sozialamt die Kosten.

Zehn bis elf Vorsorgeuntersuchungen sind in Deutschland üblich, auch wenn die Weltgesundheitsorganisation (WHO) bei ersten Babys fünf bis sieben für ausreichend hält. Wenn Sie berufstätig sind, müssen Sie für sämtliche Vorsorgetermine von der Arbeit freigestellt werden, ohne dass ein Verdienstausfall entsteht.

Zusätzliche Untersuchungen

Untersuchungen, die über den Rahmen der Mutterschaftsrichtlinien hinausgehen, sind sogenannte Individuelle Gesundheitsleistungen (IGeL), die entweder bei einem besonderen Risiko oder auf Wunsch der Frau zum Einsatz kommen. Dazu gehört zum Beispiel der Toxoplasmosetest. Falls bei Ihnen ein begründeter Verdacht auf ein individuelles Risiko vorliegt, werden die Kosten aber von Ihrer Krankenkasse übernommen. Untersuchungen im Rahmen der Pränataldiagnostik gehören nicht zu den normalen Vorsorgeuntersuchungen. Sie werden aber von Ihren medizinischen Begleiterinnen auf die Möglichkeiten der Pränataldiagnostik hingewiesen, wenn besondere gesundheitliche oder familiäre Anlagen erkannt werden.

Gut vorbereitet zu den Vorsorgen

Die regelmäßige Durchführung der Vorsorgeuntersuchungen ist der wichtigste Bestandteil der medizinischen Betreuung während der Schwangerschaft. Nur wenn Sie die Termine wahrnehmen, können Probleme frühzeitig erkannt und schnell behandelt werden. Aber nicht nur Ihre körperliche Verfassung ist Bestandteil der Untersuchung. Auch Ängste, Zweifel und Probleme können Sie ohne Scheu mit Ihrer Ärztin oder Hebamme besprechen. Sie wird nach Möglichkeit versuchen, Ihnen zu helfen.

- Damit Sie optimal vorbereitet sind, schreiben Sie am besten all Ihre Fragen vor dem Besuch auf – man vergisst zu leicht etwas, wenn man im Untersuchungszimmer sitzt.
- Zum ersten Termin bringen Sie eventuell vorhandene alte Mutterpässe, Operationsberichte aus der Vergangenheit, Allergiepässe und Ihre Versicherungskarte mit. Falls Sie nicht alle Befunde zur Hand haben, kann Ihre Ärztin oder Hebamme diese direkt in der betreffenden Klinik oder Praxis anfordern, wenn sie für die aktuelle Schwangerschaft wichtig sind.
- Wenn Sie in der Praxis eintreffen, sind zuerst die medizinischen Untersuchungen an der Reihe. Dazu gehören Blutentnahme, Gewichtskontrolle, Blutdruckmessung, Urinkontrolle, Tasten nach der Größe der Gebärmutter und Lage des Babys.
- Planen Sie ausreichend Zeit für den Termin ein, um nicht abgehetzt mit unnatürlich hohen Blutdruckwerten in der Praxis zu erscheinen.
- Falls Sie etwas kräftiger sind, bitten Sie um eine breite Blutdruckmanschette, um korrekte Messwerte zu erhalten.
- Trinken Sie ausreichend, da Sie zu jeder Vorsorge eine Urinprobe abgeben müssen.
- Nach den Untersuchungen findet ein Gespräch statt, in dem Ihre Ärztin oder Hebamme die erhobenen Befunde erklärt, den weiteren Verlauf der Schwangerschaft mit Ihnen bespricht und Ihnen Informationen zu weiterführenden Untersuchungen gibt. Dabei bleibt genügend Raum für all Ihre Fragen.
- Sprechen Sie Ihre Ärztin ruhig darauf an, wenn Sie sich ein Bild von der Ultraschalluntersuchung wünschen – in der Regel überlässt sie es Ihnen gerne und Sie haben etwas, das Sie Freunden, Verwandten und natürlich Ihrem Partner zeigen können.
- Nehmen Sie grundsätzlich eine kleine Flasche Wasser, einen Müsliriegel oder anderen kleinen Snack mit zur Untersuchung. So sind Sie auch für längere Wartezeiten gut gerüstet.
- Ihr Arbeitgeber muss Sie für diese Untersuchungen freistellen, ohne dass ein Verdienstausfall entsteht oder die Zeit nachgearbeitet werden muss.

VORSORGE UND MEDIZINISCHE BEGLEITUNG

Der Mutterpass

Nach der ersten Vorsorgeuntersuchung erhalten Sie von Ihrer Ärztin oder Ihrer Hebamme den Mutterpass. Er ist Ihr Eigentum und ein wichtiges persönliches Dokument in der Schwangerschaft. Er begleitet Sie von dem Moment an, in dem die Schwangerschaft feststellt wurde, bis zur zweiten Nachuntersuchung sechs bis acht Wochen nach der Geburt. Im Mutterpass wird der Verlauf der Schwangerschaft festgehalten. Dazu gehören die regelmäßige Kontrolle der Blut- und Urinwerte, die Dokumentation der durchgeführten Ultraschalluntersuchungen und das Festhalten der Gewichtsveränderung sowie des Gebärmutterwachsums.

Hebamme oder Ärztin notieren im Mutterpass alle wichtigen Hintergrundinformationen zu Ihrer Gesundheit. Dazu zählen unter anderem die Blutgruppe, chronische Erkrankungen, überstandene Operationen, aber auch Informationen über mögliche frühere Schwangerschaften und Geburten. Alle eingetragenen Daten liefern für den weiteren Schwangerschaftsverlauf, die Geburt oder auch medizinische Notfälle wichtige, schnell erfassbare Informationen.

Der Mutterpass besteht aus 16 Seiten pro Schwangerschaft, wovon jede sich mit unterschiedlichen Aspekten Ihrer Gesundheit und der Ihres Babys befasst. Der Mutterpass bietet Platz für zwei Schwangerschaften. Bei weiteren Kindern wird der neue Mutterpass oft angeheftet. Leider füllen viele Ärztinnen und Hebammen die Spalten mit zum Teil unverständlichen Abkürzungen und lateinischen Begriffen. Scheuen Sie sich nicht zu fragen,

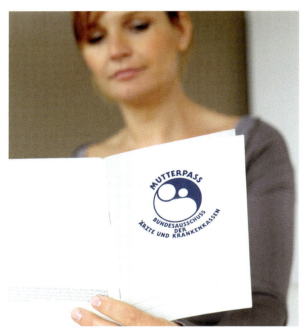

In Ihrem Mutterpass stehen alle für den Schwangerschaftsverlauf wichtigen Untersuchungsergebnisse und Befunde.

wenn Ihnen nicht klar ist, was die einzelnen Eintragungen bedeuten. Anhand des Mutterpasses können Sie sehen, welche Untersuchungen wirklich notwendig sind. Vorsorgeuntersuchungen sind ausschließlich die Untersuchungen, die im Mutterpass aufgeführt und laut Mutterschaftsrichtlinien vorgeschrieben sind. Den Mutterpass sollten Sie immer bei sich haben.

Tragen Sie auf der ersten Seite die Kontaktdaten Ihres Betreuungsteams ein. Dazu gehören Frauenärztin, Hebamme und die Klinik, in der Sie Ihr Baby zur Welt bringen möchten. Außerdem können Sie, Ihre Ärztin oder Ihre Hebamme hier auch die Termine für die nächsten Vorsorgeuntersuchungen notieren.

Was heißt denn hier Risiko?

Beim ersten Vorsorgetermin informiert sich Ihre Hebamme oder Ärztin bei der Anamnese über Ihre medizinische Vorgeschichte. Dazu arbeitet sie sich durch den Fragenkatalog von Seite 5 und 6 des Mutterpasses. Anhand Ihrer Antworten entscheidet die Hebamme oder Ärztin, ob es sich bei Ihrer Schwangerschaft um eine Risikoschwangerschaft handelt, und trägt dies entsprechend in den Mutterpass ein.

Diese Einstufung bedeutet für Sie nicht, dass im Verlauf der Schwangerschaft zwangsläufig Komplikationen auftreten. In den meisten Fällen liegt lediglich ein Anlass vor, die Schwangerschaft besonders sorgfältig zu begleiten und bei Bedarf zusätzliche Untersuchungen oder Behandlungen durchzuführen. Beispielsweise verkürzt sich dadurch der Turnus Ihrer Vorsorgetermine. Die gesetzlichen Krankenkassen übernehmen die Kosten für Zusatzuntersuchungen, die Schwangere sonst gewöhnlich selber tragen müssen.

Ihre medizinischen Begleiterinnen und Sie sollten ganz klar trennen zwischen den theoretischen Risiken, wie beispielsweise einem höheren Alter oder einer Allergie, und den praktischen Risiken wie einer bestehenden schweren Erkrankung.

Denken Sie daran: Im Vergleich zu anderen Ländern werden in Deutschland schneller Risiken gesehen. Um einschätzen zu können, wie hoch Ihr persönliches Risiko tatsächlich ist, ist ein ausführliches Gespräch mit Ihrer Ärztin oder Hebamme sehr wichtig. Lassen Sie sich dabei alle Befunde und ihre möglichen Folgen genau erklären.

Risikoschwangerschaften

Für die Einstufung als Risikoschwangerschaft werden nachfolgende Kriterien herangezogen. Dabei wird deutlich, dass das Alter der Mutter ein weit geringeres Risiko darstellt als ernste Komplikationen während der Schwangerschaft:

- Alter der werdenden Mutter
- Komplikationen in der aktuellen Schwangerschaft
- Probleme beim Verlauf früherer Schwangerschaften
- Krankheiten der Schwangeren
- Medikamenteneinnahme
- Konsum von Nikotin, Alkohol oder Drogen

VORSORGE UND MEDIZINISCHE BEGLEITUNG

Auch im Verlauf der Schwangerschaft kann es zu Situationen kommen, die zu einer neuen Bewertung des individuellen Risikos führen:

- Gestosen (Schwangerschaftsvergiftungen)
- schwerer Eisenmangel (Eisenmangelanämie)
- Schwangerschaftsdiabetes
- Blutungen
- Rhesusunverträglichkeit
- deutlich zu großes oder zu kleines Baby
- eindeutige schlechte Lage des Kindes
- vorzeitige Wehen (drohende Frühgeburt)
- Zervixinsuffizienz (Muttermundschwäche, drohende Frühgeburt)
- Zwillings- oder Mehrlingsschwangerschaft

Ergebnisse der Blut- und Urintests

Der Rhesusfaktor

Der **Rhesusfaktor** spielt in der Schwangerschaft eine wichtige Rolle. Er kann positiv – Rh-pos. (D+) – oder negativ – Rh-neg. (D-) – sein. Falls Ihr Rhesusfaktor negativ und der Ihres Babys positiv ist, kann es zu einer Blutgruppenunverträglichkeit kommen. Sie kann auftreten, wenn bei Blutungen in der Schwangerschaft, nach Eingriffen wie der Amniozentese, bei äußeren Wendungen oder der Geburt ein Blutaustausch zwischen Ihnen und Ihrem Baby auftritt. Als Folge dieses Kontaktes können Sie Antikörper gegen das kindliche Blut entwickeln. Über die Plazenta können diese in den Kreislauf Ihres Kindes gelangen und dort Blutzellen zerstören und eine schwere Erkrankung auslösen. Frauen mit negativem Rhesusfaktor erhalten deshalb zwischen der 28. und 30. Woche und bei der Geburt bei einem Rhesus-positiven Baby eine Rhesusprophylaxe, die verhindert, dass sich solche Antikörper bilden.

Antikörper-Suchtest

Beim **Antikörper-Suchtests** wird bei der Erstuntersuchung Ihr Blut darauf getestet, ob es Antikörper enthält, die zu einer Blutgruppenunverträglichkeit führen (wie der Rhesusunverträglichkeit). Der Test fällt negativ aus, wenn keine Antikörper im Blut zu finden sind. Der Test wird zwischen der 24. und der 27. Schwangerschaftswoche wiederholt.

Röteln-HAH-Test

Mit dem **Röteln-HAH-Test** wird untersucht, ob Sie einen ausreichenden Schutz gegen Röteln besitzen. Wenn Sie schon einmal an Röteln erkrankt waren oder zweimal dagegen geimpft wurden, sind Sie lebenslang immun. In der Regel sind die zu den Kinderkrankheiten zählenden Röteln keine gefährliche Erkrankung. In den ersten zwölf Wochen einer Schwangerschaft aber kann diese Viruserkrankung schwere Organschäden sowie körperliche und geistige Entwicklungsstörungen bei Ihrem Kind hervorrufen.

Im Bluttest wird festgestellt, ob Sie genügend Antikörper gegen eine Rötelninfektion haben. Optimal ist dabei ein Wert über 15 IU/ml.

Chlamydia-trachomatis-DNA

Chlamydia trachomatis ist ein Krankheitserreger, der bei sexuellem Kontakt übertragen wird. Er kommt im Gebärmutterhals vor und kann beim Baby zu Augen- und Lungenentzündungen führen, wenn es bei der Geburt damit in Kontakt kommt und sich infiziert. Bei einem positiven Test, müssen Sie und Ihr Partner mit Antibiotika behandelt werden.

Lues-Test, HBs-Antigen und HIV

Mithilfe der **Lues-Suchreaktion (LSR)** wird ermittelt, ob Syphilis-Erreger in Ihrem Körper nachweisbar sind. Syphilis ist eine sexuell übertragbare Erkrankung, die Ihr Baby schädigen kann.
Ab der 32. Schwangerschaftswoche erfolgt ein Test auf das **HBs-Antigen.** Die Mutter kann Hepatitis B bei der Geburt auf ihr Baby übertragen. Darum werden Babys, deren Mütter Überträgerinnen vom Hepatitis B Virus sind, umgehend nach der Geburt geimpft.
Auf Ihren Wunsch oder auf Empfehlung Ihrer medizinischen Betreuerinnen können weitere Blutuntersuchungen erfolgen. Die gesetzlichen Krankenkassen zahlen den **HIV-Test**, dessen Ergebnis wie auch das des Lues-Tests nicht im Mutterpass eingetragen wird. Es wird lediglich vermerkt, dass der Test gemacht wurde.

Medizinische Vorgeschichte

Bei der Erstuntersuchung werden Ihre Krankengeschichte (Anamnese) und die Ihrer Familie erhoben. Erfragt wird zum Beispiel ob Familienmitglieder unter Diabetes, Bluthochdruck oder anderen Erkrankungen leiden oder Sie selbst eine chronische Erkrankung oder Allergien haben, ob Sie bereits schwanger waren, rauchen, Alkohol trinken oder Drogen nehmen. Der Fragenkatalog umfasst 26 Punkte. Zutreffende Informationen werden im Mutterpass notiert. Ihr Alter, Ihre Größe und Ihr Gewicht zum Zeitpunkt der Erstuntersuchung werden eingetragen. Unter Gravida (Anzahl der Schwangerschaften) wird angegeben, wie viele Male Sie bisher schwanger waren. Para bezeichnet die bisherige Anzahl der Geburten. Wenn Sie zum ersten Mal schwanger sind, lesen Sie: Gravida I, Para 0.
Sie werden über gesundheitliche Aspekte und Verhaltensweisen in der Schwangerschaft beraten. Dies wird unter **Beratung der Schwangeren** zusammengefasst und beinhaltet Themen wie Ernährung, Medikamente, Beruf, Sport, Reisen, Zahngesundheit, Geburtsvorbereitung und Krebsfrüherkennung.
Unter **Besondere Befunde im Schwangerschaftsverlauf** werden Diagnosen dokumentiert, die sich im Verlauf der jetzigen Schwangerschaft ergeben haben.
Unter **Terminbestimmung** werden die Angaben notiert, die Sie zu Ihrer Zykluslänge, dem ersten Tag Ihrer letzten Monatsblutung oder auch dem Empfängnistermin machen können. Anhand dieser Informationen wird der voraussichtliche Geburtstermin Ihres Babys bestimmt. Er kann aber manchmal durch frühe Ultraschalluntersuchungen noch korrigiert werden.

Das Gravidogramm

Zweiter AK-Suchtest (24.-27. SSW) am: **17. 6. 2018**
Anti-D-Prophylaxe (28.-30. SSW) am: **./.**
Untersuchung auf Hepatitis B (32.-40. SSW) am: **26. 9. 2018**
in der Entbindungsklinik vorgestellt am: **10. 5. 2018**

Nr.	Datum	Schwangerschaftswoche	SSW ggf. Korr	Fundusstand (Symph.)	Fundusstand (Rippenbogen)	Kindslage	Herztöne	Kindsbewegung	Ödeme	Varizen	Gewicht	RR Syst./diast.	HB (Ery)	Sediment: Eiweiß	Zucker	Nitrit	Blut	ggf. Bakteriolog. Bef	Vaginale Untersuchung	Risiko-Nr nach Katalog B	Sonstiges/Therapie/Maßnahmen
1.	21. 2. 2018	7+1									62	115/75	13,7	o		B			./.		Laboruntersuchungen abgen. FOLIO
2.	22. 3. 18	11+2		~	+				o	o	62,8	120/75		o	o	o	o		Portio 3 cm erhalten		1. US Screening WB
3.	19. 4. 18	15+4	S+2 6 cm	~	+				o	o	63,6	110/70		o	o	o	o		./.		WB LU: 85 cm
4.	17. 5. 18	19+4	N-3 17 cm	QL	+	+			o	o	65,2	120/75		o	o	o	o		./.		2. US Screening WB LU: 87 cm
5.	17. 6. 18	24	N 21 cm	BEL	+	+			o	o	67,0	120/80		o	o	o	o		./.		2. AK abgen. WB LU: 90 cm
6.	12. 7. 18	27+4	N+2 25 cm	SL	+	+			o	o	69,0	115/75	11,8	o	o	o	o		./.		oGTT 50 mg = oB WB LU: 93 cm

o = ohne Befund
./. = Keine Untersuchung durchgeführt
FOLIO – Medikament mit Folsäure und Jod und B 12
1. US = 1. Ultraschall-Reihenuntersuchung

WB = Wohlbefinden
LU = Leibesumfang
oGTT = oraler Glukose-Toleranztest

Das Gravidogramm

Das **Gravidogramm** ist die Dokumentation über Ihre Vorsorgeuntersuchungen. Die meisten Einträge werden in Form von Kürzeln vorgenommen, die für Sie zunächst unverständlich erscheinen können.

In den ersten drei Spalten werden das aktuelle **Datum**, die aktuelle **Schwangerschaftswoche (SSW)** und wenn nötig die **korrigierte SSW** eingetragen.

In der vierten Spalte wird der **Symphysen-Fundusabstand** (SFA) eingetragen. Mit diesen Maßen lässt sich die Größe der Gebärmutter und damit auch die Ihres Babys schätzen.

Die Abkürzungen S für Symphyse, N für Nabel und RB für Rippenbogen werden oft in Verbindung mit Plus- und Minuszeichen und der Abkürzung QF für Querfinger zu lesen sein. So bedeutet »N+2QF«, dass der Fundus zwei Querfinger über dem Nabel zu tasten ist.

Unter **Kindslage** finden Sie Kürzel wie BEL für Beckenendlage (Po nach unten Richtung Becken), SL für Schädellage (Kopf in Richtung Becken) und QL für Querlage (Baby liegt quer über dem Becken).

Die Spalte **Herztöne** wird mit »+« für Kontrolle mit dem Hörrohr oder »US«, wenn mit einem Dopton oder Ultraschallgerät die Herztöne gehört wurden, markiert.

Kindsbewegungen: Auch hier bedeutet ein »+«, dass Kindsbewegungen sicht- oder spürbar waren, »US« steht für das Sichten des Strampelns per Ultraschall.

Ödeme / Varikosis steht für Wassereinlagerungen oder Krampfadern und wird je nach Auftreten mit einem + bis drei +++ vermerkt.

Die nächste Spalte dokumentiert Ihr aktuelles **Gewicht**. **RR syst. / diast.** ist das Kürzel für Ihre Blutdruckwerte. Steigen Ihre Werte über 140 / 90 mmHg, müssen Sie besonders beobachtet oder der Bluthochdruck muss behandelt werden. Systole (syst.) bezeichnet den oberen und Diastole (diast.) den unteren Wert.

Hb (Ery): Hb steht für Hämoglobin, Ery für Erythrozyten, also rote Blutkörperchen. Der Hämoglobinwert gibt die Konzentration von Hämoglobin, dem roten Blutfarbstoff, im Blut an. Der Hb-Wert sinkt während der Schwangerschaft, weil sich das Blut verdünnt.

Sediment (Eiweiß, Zucker, Nitrit, Blut): Hier werden die Ergebnisse eines Urintests notiert, der bei jeder Vorsorge durchgeführt wird. Eiweiß, Zucker, Nitrit oder Blut im Urin können Anzeichen für Erkrankungen sein.

Vaginale Untersuchung ist in der drittletzten Spalte zu finden. Als Kürzel finden Sie Z oder C oder auch P für Zervix oder Portio (Gebärmutterhals) und MM für Muttermund. Die Länge des Gebärmutterhalses und die Öffnung des Muttermundes werden in Zentimetern angegeben. Das Kürzel Fidu für den Muttermund bedeutet »Finger durchgängig« und gibt an, dass der Muttermund bereits leicht geöffnet ist.

In der Spalte **Risiko-Nr. nach Katalog B** finden Sie die Nummer des Befundes von Seite 6 des Mutterpasses und sehen so, wann die Diagnose auftrat.

In der letzten Spalte **Sonstiges/Therapie/Maßnahmen** werden alle weiterführenden Untersuchungen und die verordneten Medikamente notiert.

Ultraschall und CTG

Im Rahmen der Vorsorgeuntersuchungen wird mit Ultraschalluntersuchungen nachgeschaut, ob Ihr Baby sich gut entwickelt. Schon in der Frühschwangerschaft ermöglicht der Ultraschall eine erste Kontaktaufnahme mit dem Baby. Und ab der 14. Woche können Sie sein kleines Herzchen mithilfe eines Doptons (kleines Herztongerät) schlagen hören.

Ultraschalluntersuchungen

Während der Schwangerschaft sind routinemäßig drei Ultraschalluntersuchungen vorgesehen, deren Kosten die gesetzlichen Krankenkassen übernehmen. Allerdings können nur Ärztinnen diese Untersuchungen ausführen. Die empfohlenen Termine liegen
- für den ersten Ultraschall zwischen der 9. und der 12. Schwangerschaftswoche,
- für den zweiten Ultraschall zwischen der 19. und der 22. Schwangerschaftswoche und
- für den dritten Ultraschall zwischen der 29. und der 32. Schwangerschaftswoche.

Beim ersten Screening (9. bis 12. Woche) kontrolliert Ihre Ärztin,
- ob die Eizelle sich richtig in der Gebärmutter eingenistet hat,
- ob das Herzchen regelmäßig schlägt,
- ob die Größe des Kindes zur Schwangerschaftswoche passt, das heißt, ob der berechnete Geburtstermin zutreffen kann,
- ob vielleicht eine Mehrlingsschwangerschaft vorliegt.

Oft werden Schwangere für die Ultraschalluntersuchung in der 19. bis 22. Woche zu besonderen Experten zum sogenannten Organultraschall geschickt.

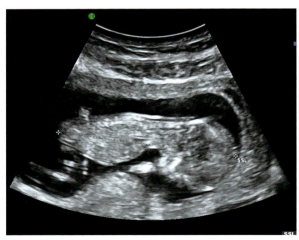

In der frühen Schwangerschaft lässt sich anhand der Scheitel-Steiß-Länge das Schwangerschaftsalter feststellen.

Ultraschall und CTG

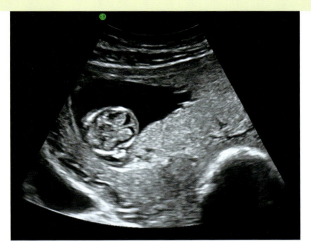

Ganz gesund und gut entwickelt: Das Köpfchen ist von oben mit der charakteristischen Zweiteilung des Gehirns zu sehen.

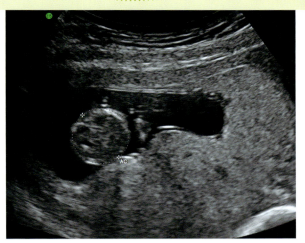

Alles in Ordnung? Der Querdurchmesser des Bauches gibt Auskunft über eine gesunde Entwicklung.

Bei dieser Ultraschalluntersuchung prüft Ihre Ärztin:
- ob das kleine Herz weiterhin richtig arbeitet und Ihr Baby sich bewegt,
- ob es Anzeichen für Fehlbildungen gibt,
- wie groß Ihr Baby bereits ist (gemessen werden Kopf, Brust und Oberschenkel),
- Lage und Struktur Ihrer Plazenta in der Gebärmutter und die Menge des Fruchtwassers.

Die dritte Untersuchung in der 29. bis 32. Woche stellt sicher,
- dass Ihr Baby weiterhin gut wächst und sich normal entwickelt,
- dass die Fruchtwassermenge ausreicht,
- dass die Plazenta gut arbeitet,
- dass Ihr Baby sich in eine für die Geburt günstige Lage begeben hat.

Normkurven für das kindliche Wachstum

Die Normkurven für den Wachstumsverlauf Ihres Babys zeigen das durchschnittliche Wachstum im Uterus anhand des Bauchdurchmessers (ATD), des Kopfdurchmessers (BPD) und der Scheitel-Steiß-Länge (SSL) – letztere aber nur bis einschließlich der 12. Schwangerschaftswoche. Diese Kurven sind in drei sogenannte Perzentilen aufgeteilt. Die mittlere, dicker gezeichnete Perzentile stellt dabei das durchschnittliche Wachstum eines Babys dar. Die obere und untere Perzentile geben die unbedenklichen Abweichungen wieder.

Doppler-Ultraschall

Weitere Ultraschalluntersuchungen können empfohlen werden, wenn es aufgrund von Komplikationen oder Beschwerden für nötig erachtet wird.
Das Dopplerverfahren, ein spezielles Ultraschallverfahren, wird meist dann eingesetzt, wenn sich bei der normalen Ultraschalluntersuchung ein auffälliger Befund ergeben hat. Beim Doppler-Ultraschall wird die Durchblutung der Blutgefäße und Plazenta für eine genauere Betrachtung der Versorgung besser dargestellt. Beim Doppler-Ultraschall ist die freigesetzte Energie um ein Zehnfaches höher als beim normalen Ultraschall. Daher soll dieses Verfahren nicht in der Frühschwangerschaft, sondern in der Regel erst nach der 20. Schwangerschaftswoche angewandt werden, wenn die Energie kaum noch Schaden anrichten kann.

Herztöne und Strampeln des Babys – CTG

Viele Schwangere lernen diese Überwachungsmethode schon während der Schwangerschaft bei der Vorsorge kennen, weil CTG-Überwachungen in fast allen frauenärztlichen Praxen ab der 28. Woche üblich sind. Sie sitzen dabei auf einem Sessel oder liegen in Seitenlage auf einer Liege. Zwei runde Kontakte, die über Kabel mit einem Monitor verbunden sind, werden mithilfe einer elastischen Bauchbinde befestigt. Der Kontakt mit dem Gel nimmt über Ultraschallwellen die Herztöne Ihres Babys auf. Der andere reagiert auf Druckveränderungen im Bauch und zeichnet die Bewegungen des Babys sowie eventuelle Kontraktionen auf.

Wann ist ein CTG wichtig?

Obwohl CTG-Kontrollen in vielen ärztlichen Praxen routinemäßig zur Vorsorge gehören, geben die Mutterschafts-Richtlinien nicht vor, CTG-Untersuchungen bei allen Schwangeren durchzuführen. Gezielt eingesetzt werden sollten sie bei

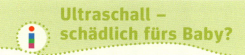

Ultraschall – schädlich fürs Baby?

Das Thema Schädlichkeit von Ultraschalluntersuchungen ist schon lange in der Diskussion. In Studien wurden keine Schädigungen der Kinder nachgewiesen. Es ist bekannt, dass bei der Untersuchung pochender Lärm für das Baby wahrnehmbar ist, der in etwa mit der Lautstärke eines einfahrenden Zuges vergleichbar ist. Die Konsequenz ist, dass Ultraschalluntersuchungen auf das notwendige Maß reduziert und nicht länger als notwendig durchgeführt werden sollten. Das Risiko, dass Ultraschalluntersuchungen bei Schwangeren und ihren Babys Nebenwirkungen hervorrufen, gilt als deutlich geringer als die Risiken, die entstehen, wenn kritische Zustände von Babys nicht erkannt werden.

- drohender Frühgeburt ab der 25. Woche
- Verdacht auf vorzeitige Wehentätigkeit
- Veränderungen der kindlichen Herztöne
- Mehrlingsschwangerschaften
- intrauterinem Fruchttod bei vorausgegangener Schwangerschaft
- Verdacht auf Plazentainsuffizienz (Verdacht darauf, dass Ihr Kind nicht ausreichend über die Plazenta versorgt wird)
- einer Verlaufskontrolle bei medikamentöser Wehenhemmung
- Blutungen
- allen schwangerschaftsbedingten und allgemeinen Erkrankungen und Notfällen in der Schwangerschaft

Bei einer Terminüberschreitung und Verdacht auf Übertragung ist diese Überwachung aber durchaus sinnvoll, damit Anzeichen einer beginnenden Minderversorgung des Babys rechtzeitig entdeckt werden können.

CTG während der Geburt

Während der Geburt kann das CTG alle zwei Stunden für 30 Minuten oder abhängig von auffälligen Herztonmustern Ihres Babys kontinuierlich angelegt sein. In der Eröffnungsphase ist es üblich, immer wieder CTG-Pausen einzulegen, damit Sie Ihre Position wechseln und umhergehen können. In der Austreibungsphase wird der Herzschlag in Verbindung mit den Wehen in Kliniken meist fortwährend kontrolliert.

Die normale Herzfrequenz Ihres Babys liegt zwischen 110 und 150 Schlägen pro Minute. Wenn sich die Herztöne durch die Wehen in bestimmten Mustern verändern, kann dies auf eine Stresssituation hindeuten. Dann heißt es rasch reagieren. Ein Absinken der Herzfrequenz kann zum Beispiel eine gestörte Sauerstoffversorgung bedeuten, während kurzzeitige Erhöhungen eher auf Bewegungen und normale Anpassung an äußere und innere Belastungen schließen lassen.

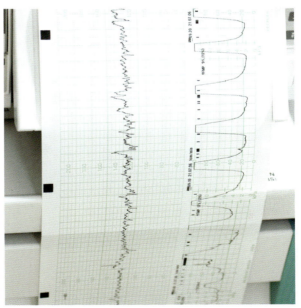

Die linke Seite des CTGs zeigt die Herzfrequenz des Babys, die rechte Seite die Wehentätigkeit.

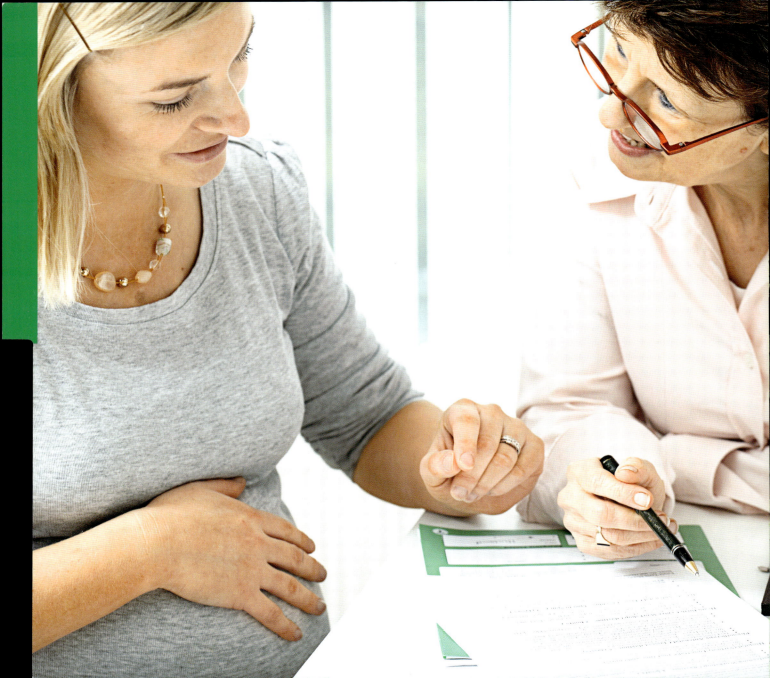

VORGEBURTLICHE UNTERSUCHUNGEN

Pränataldiagnostik	94
Geben die Untersuchungen Sicherheit?	95
Beratungsangebote	96
Humangenetische Beratung	96
Psychosoziale Beratung	97
Nicht-invasive Methoden	98
Nackentransparenzmessung	98
Feindiagnostik »Organultraschall«	99
Doppler-Ultraschall	99
Blutuntersuchungen	99
Invasive Diagnoseverfahren	100
Chorionzottenbiopsie	100
Amniozentese	100
Auffällige Befunde	102
Therapien vor der Geburt	102
Schwangerschaftsabbruch	103

VORGEBURTLICHE UNTERSUCHUNGEN

Pränataldiagnostik

Die Verfahren der Pränataldiagnostik gehören nicht zu den Untersuchungen, die die Mutterschaftsrichtlinien üblicherweise vorsehen. Trotzdem werden Sie wahrscheinlich schon bei der ersten oder zweiten Vorsorgeuntersuchung mit der Frage konfrontiert, ob Sie ein Angebot der vorgeburtlichen Untersuchungen in Anspruch nehmen wollen. Ziel der verschiedenen Diagnoseverfahren ist es zu erkennen, ob bei einem Baby eine seltene Krankheit oder eine Fehlbildung vorliegt. Problematisch dabei ist, dass die pränatale Diagnostik zwar eine begrenzte Zahl von Erkrankungen oder Behinderungen feststellen kann, aber in den allermeisten Fällen nicht über die Methoden verfügt, diese zu bessern oder zu heilen. Der Grund, warum sich trotzdem viele Eltern dafür entscheiden, diese Untersuchungen durchführen zu lassen, liegt schlicht in dem Wunsch, ein völlig gesundes und vitales Kind zu bekommen. Sie hoffen, dass das Ergebnis der Untersuchung ihnen die Sicherheit gibt, dass ihr Baby gesund ins Leben gehen darf. Und dies ist sogar sehr wahrscheinlich, da im Durschnitt nur drei bis fünf von 100 Kindern mit Krankheiten zur Welt kommen.

Bevor Sie sich für eine Methode der Pränataldiagnostik entscheiden, ist es aber wichtig zu bedenken, dass 95 bis 97 Prozent aller Behinderungen und Erkrankungen vor der Geburt gar nicht festgestellt werden können. Nach der Geburt und innerhalb der ersten Lebensmonate werden 30 bis 40 Prozent erkannt und erst im Laufe des

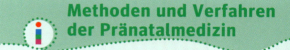

Methoden und Verfahren der Pränatalmedizin

Nicht bei allen weitergehenden Untersuchungen wird sofort klar, dass sie in den Bereich der Pränataldiagnostik fallen. Folgende Angebote gehören dazu:
- Humangenetische Beratung
- Ultraschall (zum Beispiel bei der Nackentransparenzmessung)
- Doppler-Ultraschall
- Echokardiografie
- Chorionzottenbiopsie (Entnahme einer Gewebeprobe aus der Plazenta)
- Amniozentese (Entnahme von Fruchtwasser)
- Spezielle Blutuntersuchungen (wie zum Beispiel ein Ersttrimestertest)
- Weitere Untersuchungen (zum Beispiel Blutentnahme aus der Nabelschnur)

Lebens etwa 60 weitere entdeckt. Trotz unauffälliger Untersuchungsergebnisse in der pränatalen Diagnostik wird es die Garantie, dass ein Kind hundertprozentig gesund ist, also nie geben.

Auch die Folgen oder auch Risiken, die mit vorgeburtlichen Untersuchungen verbunden sind, sollten nicht außer Acht gelassen werden. So liegt zum Beispiel bei einer Fruchtwasseruntersuchung das Risiko für eine Fehlgeburt bei 0,3 bis 1 Prozent.

Geben die Untersuchungen Sicherheit?

Leider kann es vorkommen, dass die vorgeburtlichen Untersuchungen Ängste erst schüren, statt sie auszuräumen. So passiert es immer wieder, dass falsch-positive Ergebnisse die Eltern stark verunsichern, obwohl später ein kerngesundes Kind zur Welt kommt.

Oft hilft ein ausführliches Gespräch ohne Zeitdruck den Eltern, sich über mögliche Konsequenzen der Diagnoseverfahren klar zu werden. Ziel ist es, darüber nachzudenken, welche Hintergründe die Schwangerschaft hat und was sie trägt. Dabei werden nicht selten Themen von ethischer oder religiöser Dimension berührt. Nehmen Sie sich Zeit, die sozialen und emotionalen Faktoren Ihrer Schwangerschaft bei einer gemeinsamen Betrachtung zu analysieren und alle noch offenen Fragen zu beantworten. Das versetzt Sie in die Lage, Ihren Ängsten zu begegnen, Ihre Lebenssituation zu verbessern und informierte Entscheidungen zu treffen.

Den eigenen Standpunkt finden

Nehmen Sie sich Zeit, allein oder zusammen mit Ihrem Partner über folgende Fragen nachzudenken, bevor Sie eine Methode der Pränataldiagnostik in Anspruch nehmen. Je informierter und überlegter Sie Ihre Entscheidungen treffen, desto sicherer und auch mündiger werden Sie sich damit fühlen. So werden Sie selbst bei auffälligen Befunden von den Ereignissen nicht völlig überrollt.

- Wie stabil und gut ist das soziale Netz um uns herum?
- Wie viel können und wollen wir gemeinsam tragen?
- Welche kulturellen und familiären Werte sind uns wichtig?
- Werde ich in der Schwangerschaft gut umsorgt?
- Gibt es in unserem Leben Raum für ein Baby mit besonderen Bedürfnissen?
- Können wir uns vorstellen, mit einem behinderten Kind zu leben?
- Können wir uns vorstellen, Hilfe von außen anzunehmen?
- Kommt die Möglichkeit eines Schwangerschaftsabbruchs für uns überhaupt infrage, vor allem nach einem auffälligen Befund?

VORGEBURTLICHE UNTERSUCHUNGEN

Beratungsangebote

Humangenetische Beratung

Ziel einer humangenetischen Beratung ist es, die individuelle Erkrankungswahrscheinlichkeit für Ihr Baby herauszufinden. Empfehlenswert ist dies, wenn sich in einer Familie Behinderungen oder schwere Erkrankungen häufen, und auch, wenn Sie schon Eltern eines kranken Kindes sind. Auch Frauen, die wegen einer Erkrankung dauerhaft Medikamente einnehmen müssen, von denen eine schädigende Wirkung auf Kinder bekannt ist, suchen Rat. In einigen Fällen können auch mit chemischen Stoffen oder Strahlung belastete Arbeitsplätze bei beiden Eltern zu Beratungsbedarf führen.

In die Beurteilung der Vererbungswahrscheinlichkeit gehen vorhandene Informationen aus der Verwandtschaft und ärztliche Befunde von Ihren zusätzlichen Untersuchungen ein. Ihre Beraterin informiert Sie über die zur Verfügung stehenden Methoden, mit denen Behinderungen und Erkrankungen gefunden und falls möglich behandelt werden können.

Falls Sie mit auffälligen Befunden oder vor einer weitergehenden Untersuchung an eine Beratungsstelle wenden, können Sie mit einer Vermittlung zu einem psychosozialen Beratungsgespräch rechnen, wenn weiterer Gesprächsbedarf besteht. Sinnvoll ist ein Beratungstermin natürlich schon vor der Schwangerschaft.

Ergänzung des Beratungsangebots

In einigen Fällen ist eine humangenetische Beratung sinnvoll, aber nicht zwingend notwendig. Dazu gehören folgende Situationen:
- vor der Entscheidung für eine vorgeburtliche Untersuchung (Pränataldiagnostik)
- bei unerfülltem Kinderwunsch
- bei Medikamenteneinnahme oder Strahlenbelastung in der Schwangerschaft und bei gehäuften Krebserkrankungen in der Familie

In diesen Fällen ist es empfehlenswert, eine Beratung in Anspruch zu nehmen:
- bei Verwandtenehen
- bei einem begründeten Verdacht auf ein klinisch-genetisches Syndrom
- bei auffälligen Befunden im Rahmen der Schwangerschaftsvorsorge (zum Beispiel bei pathologischem Chromosomenbefunden nach erfolgter Fruchtwasserpunktion)
- bei bekannter Chromosomenstörung in der Familie
- nach wiederholten Fehlgeburten
- wenn es darum geht, das Baby auf eine Krankheitsveranlagung testen zu lassen, die erst im Erwachsenenalter zur Erkrankung führt

Psychosoziale Beratung

Es gibt neben Hebammen und Ärztinnen weitere Beratungs- und Unterstützungsangebote für werdende Eltern. Was Sie auch immer im Zusammenhang mit der neuen Lebenssituation beschäftigen könnte – seien es Unsicherheiten, Ängste, Fragen oder das Gefühl der Überforderung –, Sie können sich dazu an Schwangerenberatungsstellen wenden. Sie selbst bestimmen dort die Themen, über die Sie reden möchten, und auch wie intensiv Sie sich damit befassen möchten. Im Rahmen der psychosozialen Beratung wird auf Ihre persönliche Situation eingegangen. Sie haben das Recht, sich auch vor, während und nach der Durchführung einer pränataldiagnostischen Maßnahme neben der humangenetischen und pränatalmedizinischen Beratung psychosozial beraten zu lassen. Diese Beratungen sind kostenfrei. Wenn Sie über vorgeburtliche Diagnostik nachdenken, können Sie sich in diesen Beratungsstellen persönlich orientieren und informieren. Hier werden zum Beispiel folgende Fragen beantwortet:

- Welche verschiedenen Methoden der Pränataldiagnostik gibt es?
- Wann und in welcher Woche wird die vorgeburtliche Untersuchung durchgeführt?
- Warum ist eine Untersuchung möglicherweise für uns sinnvoll?
- Welche Auswirkungen können diese Untersuchungen haben?
- Was wollen wir überhaupt wissen?
- Was tun wir, wenn sich ein auffälliger Befund ergibt?
- Was bedeutet ein behindertes Kind für unser Leben?

Alles, was Sie als zukünftige Eltern bewegt, können Sie mit den Beraterinnen und Beratern besprechen, auch die eventuell unterschiedlichen Sichtweisen auf Pränataldiagnostik. Es wird genügend Zeit zur Verfügung gestellt, um auch widerstreitenden Gefühlen nachzugehen. Ein weiterer Gesprächstermin kann Ihnen helfen, mit etwas Abstand oder einem anderen Blickwinkel auf Ihre Situation zu schauen. So können Sie durch die Beratungssituation unterstützt werden, eine für Sie richtige Lösung zu finden, mit der Sie auch in der Zukunft leben können. Psychosoziale Beratung

- ist für werdende Eltern als kostenlose Beratung rund um das Elternwerden da
- hilft auf der Suche nach einer Entscheidungsfindung, auch im Rahmen der Pränataldiagnostik, die für Ihr Leben integrierbar ist
- wird angeboten von: Arbeiterwohlfahrt, Caritas, dem Deutschen Paritätischen Wohlfahrtsverband, dem Deutschen Roten Kreuz, dem Diakonischen Werk, donum vitae, Pro Familia, dem Sozialdienst katholischer Frauen und den Schwangerschaftsberatungsstellen der Städte und Landkreise
- finden Computerbesitzerinnen in ihrer Umgebung, wenn sie ihre Postleitzahl unter der Beratungsstellen Datenbank der Bundeszentrale für gesundheitliche Aufklärung (BZgA) eingeben (Anhang Seite 173)

VORGEBURTLICHE UNTERSUCHUNGEN

Nicht-invasive Methoden

Bei den Verfahren der Pränataldiagnostik unterscheidet man zwischen invasiven und nicht-invasiven Methoden. Während erste mit minimalen körperlichen Eingriffen verbunden sind, handelt es sich bei den zweiten in der Regel um kombinierte Screeningtests, die aufgrund von statistischen Hochrechnungen die Wahrscheinlichkeit für eine genetische Erkrankung angeben.

Nackentransparenzmessung

Bei dieser Ultraschalluntersuchung wird die Dicke eines echofreien (schwarzen) Raumes im Nackenbereich des Kindes gemessen. Dieser entspricht einem mehr oder weniger ausgedehnten Flüssigkeitssaum zwischen Nackenhaut und Unterhautbindegewebe, der bei jedem Baby vorhanden ist und zunächst einmal keinen krankhaften Befund darstellt. Mit diesem Wert kann in Verbindung mit Ihrem Alter und weiteren Parametern (dazu gehören verschiedene Blutwerte oder weitere Ultraschallmessungen) zwischen der 12. bis 14. Woche die Wahrscheinlichkeit für das Auftreten der drei häufigsten Chromosomen-Erkrankungen Trisomie 21 (Down-Syndrom), Trisomie 18 (Edwards-Syndrom) und Trisomie 13 (Pätau-Syndrom) errechnet werden. Eine »Verdickung« der Nackenfalte kann Hinweiszeichen für eine Chromosomenstörung, einen Herzfehler oder eine andere nichtchromosomale Erkrankung sein. Für Sie ist es wichtig zu wissen, dass eine Verdickung der Nackenfalte auch bei einem völlig gesunden Baby auftreten kann. Sie ist kein Beweis für eine Krankheit, ebenso wie eine »normale« Nackenfalte kein sicherer Beweis für die Gesundheit Ihres Babys ist. Beim Ergebnis dieser Untersuchung handelt es sich lediglich um eine Wahrscheinlichkeitsaussage.

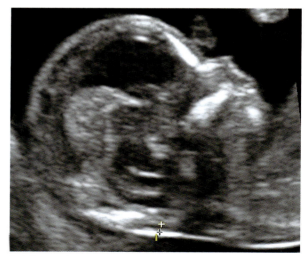

Bei der Nackentransparenzmessung ist die Nackenfalte als schwarzer Spalt zwischen den Kreuzen zu sehen.

Nicht-invasive Methoden

Feindiagnostik »Organultraschall«

Mit einer hochauflösenden Ultraschalluntersuchung wird in der 19. bis 22. Woche das Wachstum, die Organentwicklung und die Versorgung (Letzteres mithilfe der Dopplersonografie, Seite 90) des ungeborenen Kindes beurteilt. Zu diesem Zeitpunkt sind die meisten Fehlbildungen, die sich vor der Geburt nachweisen lassen, schon darstellbar. Folgende Organe werden in ihrer Struktur und Entwicklung untersucht:

- Kopf, Gesicht, Gehirn, Nacken, Wirbelsäule, Arme und Beine, Hände und Füße
- Bauch und Bauchwand, Zwerchfell, Magen-Darmtrakt, Nieren und ableitende Harnwege
- das Herz (Echokardiografie)
- die Geschlechtsorgane

Doppler-Ultraschall

Mit dem Doppler-Ultraschall lässt sich die Durchblutung der kindlichen Gefäße, der Nabelschnur und der Gebärmutterarterien messen und das Blutflussmuster analysieren. Damit können Risikofaktoren für Wachstumsstörungen des Kindes und für die Entwicklung schwangerschaftsbedingter Erkrankungen der Frau erkannt werden.

Blutuntersuchungen

Es gibt verschiedene nicht-invasive Methoden, mit denen die individuelle Wahrscheinlichkeit einer Trisomie 13, 18 oder 21 schon relativ früh in der Schwangerschaft ermittelt werden kann. Zur Verfügung stehen folgende Verfahren:

- Ersttrimester-Screening mit oder ohne Berücksichtigung der Nackentransparenz
- Tripletest (drei Blutparameter werden untersucht)
- Quadrupletest (vier Blutparameter werden untersucht)
- integriertes Screening (fünf Blutparameter) mit oder ohne Berücksichtigung der Nackenfaltenmessung

Bei diesen biochemischen Tests bestimmt die Ärztin die Konzentration des Alpha-Fetoproteins (AFP) und verschiedener Hormone wie humanes Chorion-Gonadotropin (hCG) und Östriol im Blut der Frau. Diese Werte setzt sie dann in Beziehung zum Alter sowie der gesundheitlichen Vorgeschichte. Das Ergebnis der Berechnungen gibt an, ob die individuelle Wahrscheinlichkeit einer Chromosomenstörung höher oder geringer ist als bei einer durchschnittlichen Schwangeren im gleichen Alter. Leider kommt es häufiger vor, dass ungenaue Angaben, Zwillingsschwangerschaften, Blutungen, Rauchen und extremes Gewicht die Ergebnisse verfälschen.

Chromosomentest aus mütterlichem Blut

Im Blut der Schwangeren sind winzige Bruchstücke des kindlichen Erbgutes zu finden, die auf Chromosomen-Störungen beim Ungeborenen untersucht werden können. Dieser Test ist keine Kassenleistung und kostet zwischen 400 und 1000 Euro.

VORGEBURTLICHE UNTERSUCHUNGEN

Invasive Diagnoseverfahren

Die Chorionzottenbiopsie und die Amniozentese gehören zu den invasiven Verfahren der Pränataldiagnostik, das heißt sie sind mit einem Eingriff in den Körper verbunden. Beide Methoden dienen dazu, das Erbgut auf chromosomale Abweichungen zu untersuchen. Insbesondere geht es dabei um die Entdeckung aller zahlenmäßigen Abweichungen vom normalen Chromosomensatz wie zum Beispiel Trisomie 21 (Down-Syndrom). Das eingriffsbedingte Risiko für eine Fehlgeburt liegt bei beiden Untersuchungen bei 0,3 bis 1 Prozent.

Chorionzottenbiopsie

Eine Chorionzottenbiopsie ist ab der zwölften Woche möglich. Um die Gewebeprobe aus der Vorstufe des Mutterkuchens entnehmen zu können, muss die Ärztin eine Hohlnadel durch Bauchdecke oder Vagina bis zur entstehenden Plazenta vorschieben. Damit nichts passiert und vor allem das Baby nicht verletzt wird, erfolgt der Eingriff unter Ultraschallkontrolle.
Das entnommene Gewebe wird dann im Labor untersucht. Ein erstes vorläufiges Kurzzeitkulturergebnis steht schon nach 24 bis 48 Stunden zur Verfügung. Das Ergebnis der Langzeitkultur liegt nach zwei bis drei Wochen vor und bestätigt in 80 bis 90 Prozent der Fälle das erste Ergebnis.

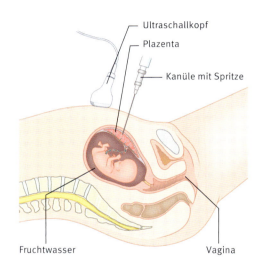

Bei der Chorionzottenbiopsie wird mit einer Hohlnadel Gewebe aus dem Mutterkuchen entnommen.

Amniozentese

Eine Amniozentese oder Fruchtwasserpunktion kommt erst ab der 15. Woche zum Einsatz. Auch hier wird eine Hohlnadel durch die Bauchdecke bis in die Gebärmutter vorgeschoben – natürlich kontrolliert auf dem Monitor des Ultraschallgeräts. Von dort entnimmt die Ärztin 10 bis 20 Milliliter Fruchtwasser. Aus den im

Fruchtwasser enthaltenen kindlichen Zellen kann eine Chromosomenanalyse durchgeführt werden, deren Ergebnis nach etwa zwei Wochen vorliegt. Ein erstes Schnellresultat bezüglich der häufigsten Chromosomenstörungen liegt nach 24 bis 48 Stunden vor, wenn zusätzlich ein Schnelltest für Chromosomenabweichungen (FisH-Test) durchgeführt wurde. Dieser Test muss von den Eltern selbst finanziert werden und kostet ungefähr 160 Euro. Trisomien lassen sich recht sicher erkennen und werden von den Ergebnissen der Langzeitkulturen in 80 bis 90 Prozent der Fälle bestätigt.

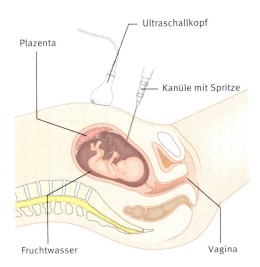

Eine Hohlnadel wird bis in die Gebärmutter geschoben, um Fruchtwasser für die Amniozentese zu gewinnen.

Nach einer invasiven Untersuchung

Direkt nach einer der invasiven Untersuchungen sollten Sie sich in der Praxis mindestens eine halbe Stunde liegend ausruhen.

- Es wird geraten, am Untersuchungstag und am folgenden Tag zu Hause zu bleiben. Ruhen Sie sich überwiegend liegend aus. Vermeiden Sie am Untersuchungstag und am folgenden Tag schwere körperliche Arbeit (Sport, schweres Heben, häufiges Treppensteigen). Wenn Sie berufstätig sind, lassen Sie sich für diese beiden Tage von Ihrer Ärztin eine Arbeitsunfähigkeitsbescheinigung ausstellen. Ein bis zwei Tage nach der Punktion sollten Sie Ihre Ärztin zu einer Kontrolluntersuchung aufsuchen.
- Falls Sie nach der Untersuchung Flüssigkeit oder Blut verlieren oder dies vermuten, starke Unterbauchschmerzen oder andere Beschwerden haben, sollten Sie unbedingt Ihre Ärztin oder Ihre Klinik aufsuchen. Treten nach der Untersuchung keine Komplikationen auf, so sind eine Woche danach sowohl Sport und Flugreisen als auch Geschlechtsverkehr unbedenklich wieder möglich – es sei denn, Ihre Ärztin hat Ihnen eine andere Empfehlung gegeben.

VORGEBURTLICHE UNTERSUCHUNGEN

Auffällige Befunde

Wenn Sie eines der Verfahren zur Pränataldiagnostik in Anspruch nehmen, können vor, während und nach der Untersuchung – vor allen Dingen bei auffälligen Befunden – erhebliche Begleiterscheinungen auftreten. Dazu gehören in vielen Fällen starke Verunsicherungen im Schwangerschaftserleben sowie ethische Konflikte und der Stress, Entscheidungen unter Zeitdruck zu treffen. Wenden Sie sich an Ihre Ärztin oder Hebamme, wenn Sie Unterstützung brauchen! Ärztinnen werden Sie bei einem Beratungsbedarf über die Möglichkeit einer psychosozialen Beratung (Seite 96) informieren und mit Ihrem Einverständnis Kontakte zu Schwangerschaftsberatungsstellen herstellen.

Auch wenn eine Chromosomenstörung mit zum Teil massiven gesundheitlichen Beeinträchtigungen vorliegt, können die individuellen Entwicklungsmöglichkeiten Ihres Kindes in den meisten Fällen erst nach der Geburt angemessen beurteilt werden. In den Beratungsstellen (Seite 173) erfahren Sie viel über die Hilfestellungen, die Eltern in Anspruch nehmen können, deren Baby behindert zur Welt kommen wird, und erhalten Kontakte zu weiteren Stellen (soziale Dienste, Selbsthilfegruppen).

Dies gilt auch für den Fall, dass Sie einen Schwangerschaftsabbruch in Erwägung ziehen.

Therapien vor der Geburt

Durch Ultraschalluntersuchungen kann für Babys mit Nährstoff- oder Sauerstoffmangel der optimale Geburtszeitpunkt festgelegt werden. Bei den meisten Erkrankungen ist jedoch vor der Geburt keine Therapie möglich oder notwendig. Wichtig ist bei Babys mit angeborenen Fehlbildungen, die rasch operiert werden müssen (etwa bei Herzfehlbildungen oder offener Bauchdecke), die Geburt und die Behandlung danach optimal vorzubereiten. In seltenen Fällen ist aber eine Therapie vor der Geburt sinnvoll.

Eine sehr wichtige Behandlung vor der Geburt ist die Bluttransfusion über die Nabelschnur bei schwerer Anämie des Babys. Blutgruppenunverträglichkeit und Ringelröteninfektion können die Ursache für dieses Problem sein. Bei Zwillingen mit Gefäßverbindungen in der Plazenta kann eine Lasertherapie den Babys helfen. Bei Herzrhythmusstörungen des Babys kann durch direkte Injektion in die Nabelschnurgefäße oder auch Medikamentengabe an Sie, die über die Plazenta zu ihm gelangt, therapiert werden. Bei der Rötelninfektion können durch eine zuverlässige pränatale Diagnostik unnötige Schwangerschaftsabbrüche vermieden werden. Die Liste der Erkrankungen, die bei einer Behandlung des Babys im Uterus möglich sind, wird Jahr für

Auffällige Befunde

Jahr länger. Aber die Erfolgsrate von Eingriffen, die eine Eröffnung des Uterus erforderlich machen, wird nur in wenigen Zentren durchgeführt und bleibt begrenzt.

Schwangerschaftsabbruch

Für werdende Eltern ist die Entscheidung, sich von ihrem Baby zu verabschieden, das sie in »guter Hoffnung« erwartet hatten, nicht einfach. Nach einem auffälligen Befund entscheiden sich bundesweit fast 3000 Paare pro Jahr für einen Schwangerschaftsabbruch. Dies ist zulässig, wenn die betreuende Ärztin eine »medizinische Indikation« bescheinigt. Im Amtsdeutsch der Mutterschaftsrichtlinien bedeutet das, dass die Schwangerschaft Ihre körperliche und seelische Gesundheit bedroht und dies nur durch einen Schwangerschaftsabbruch abgewendet werden kann. Wenn die Schwangerschaft älter als 12 bis 14 Wochen ist, wird die Unterbrechung der Schwangerschaft im Krankenhaus durchgeführt. Ein Schwangerschaftsabbruch nach der 16. Woche kann nicht unter örtlicher Betäubung oder Vollnarkose durch Ausschabung oder Absaugen stattfinden, sondern muss durch wehenauslösende Medikamente eingeleitet werden. Dies kann einige Stunden bis mehrere Tage dauern. Auf Wunsch kann ein schmerzerleichterndes Medikament gegeben werden.

Sie brauchen Unterstützung

Es ist gut, diesen Weg nicht allein zu gehen und eine vertraute Person um Begleitung zu bitten. Körperlich geht es den meisten Frauen schon nach kurzer Zeit wieder gut, aber die seelischen Wunden brauchen Zeit zur Heilung.

Trauen Sie sich, Ihre Trauer zu zeigen. In der Klinik kann Sie eine Seelsorgerin auf Wunsch gemeinsam mit den Ärzten, Hebammen und Pflegenden unterstützen. In vielen Krankenhäusern gibt es Gemeinschaftsbestattungen für Kinder aus »glücklosen Schwangerschaften«. Bestattungspflichtig sind alle Babys über 500 Gramm und alle Babys, die gelebt haben. Sie können aber auch ein Baby mit niedrigerem Gewicht individuell oder gemeinschaftlich beisetzen. Bei einem Gewicht von weniger als 500 Gramm steht Ihnen kein Mutterschutz zu.

Sie haben ein Recht zu trauern

Lassen Sie sich von Ihrer Frauenärztin bei Bedarf eine Arbeitsunfähigkeitsbescheinigung ausstellen. Wurde Ihr Kind vorzeitig lebend geboren, verlängert sich Ihr Mutterschutz von acht auf zwölf Wochen. Eine Frühgeburtsbescheinigung bekommen Sie in der Klinik und können sie bei Ihrer Krankenkasse einreichen. Sie müssen diese Zeit (der Gesetzgeber hat hier eine Ausnahme gemacht) aber nicht auf jeden Fall nehmen.

Manchmal müssen Medikamente zur Unterdrückung der Milchbildung gegeben werden. Sie können Hebammenhilfe in Anspruch nehmen. Tägliche Hausbesuche bis zum zehnten Tag nach der Geburt können Ihnen gut tun. Ein Gespräch über Ihr Erlebnis und Ihre Trauer kann Sie entlasten.

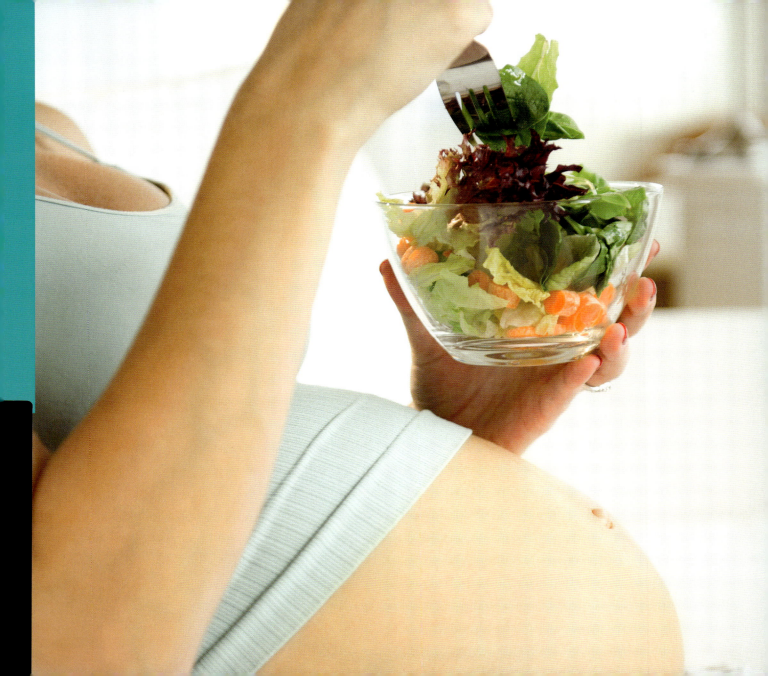

ERNÄHRUNG UND GESUNDHEIT

Leben Sie gesund? 106	**Körperpflege** 112
Ernährung – was ist gut? 106	Zähne und Zahnfleisch 112
Risiken 108	Schöne Haut 113
Listerien 108	Gesunde Haare 113
Toxoplasmose 108	**Sport und Bewegung** 114
Weitere Gefahrenquellen 108	Ein moderates Training: gut für die Mutter 114
Gewichtsveränderung 110	... und gut für das Kind 114
Orientierung gibt der Body Mass Index 110	Ausdauertraining 114
Empfohlene Gewichtszunahme 111	Geeignete Sportarten 115
	Sport nur mit ärztlicher Erlaubnis 115

ERNÄHRUNG UND GESUNDHEIT

Leben Sie gesund?

Eine Schwangerschaft ist keine Krankheit! Wenn Sie bisher gesund waren, haben Sie gute Chancen, auch die Schwangerschaft als erfüllte und vitale Zeit zu erleben. Achten Sie jetzt auf eine gesunde Lebensweise mit viel Bewegung, vielseitigen Mahlzeiten und regelmäßiger Entspannung. Ungesunde Angewohnheiten legen Sie einfach ab – ruhig zusammen mit Ihrem Partner!

Die wichtigsten Tipps für die Gesundheit

- Auf Alkohol und Nikotin verzichten (auch Passivrauchen schadet Ihnen und dem Baby).
- Gesund ernähren, auch bei Heißhunger, Appetitlosigkeit und Übelkeit.
- Täglich zweieinhalb Liter Wasser, ungesüßten Früchtetee oder verdünnten Obstsaft trinken.
- Verschiedene Strategien gegen Übelkeit ausprobieren.
- In Maßen bewegen und Sport treiben.
- Auf eine gesunde Gewichtszunahme achten.
- Mechanismen für Stressabbau entwickeln.
- Regelmäßige Auszeiten einführen.

Ernährung – was ist gut?

Um sich in der Schwangerschaft gesund zu ernähren, können Sie folgende Lebensweisheiten beherzigen: »Klasse vor Masse!« sowie »Nicht für zwei essen – aber für zwei denken.«

Ihr Energie- und Nährstoffbedarf steigt nur um etwa 250 Kalorien pro Tag. Dies entspricht einer Scheibe Vollkornbrot, belegt mit magerem Käse. Den leicht erhöhten Bedarf an Nährstoffen, Vitaminen und Mineralstoffen können Sie durch eine gesunde, abwechslungsreiche und vollwertige Ernährung gut ausgleichen. Während der Schwangerschaft stellen sich Hormonhaushalt und Stoffwechsel um. Bei einer vollwertigen und abwechslungsreichen Ernährung und ausreichender Flüssigkeitszufuhr sorgt Ihr Körper selbst dafür, dass alle wichtigen Inhaltsstoffe in ausreichender Menge aus der Nahrung aufgenommen werden. Wichtig ist, dass Sie hauptsächlich frisch zubereitete Kost und viel frisches Obst und Gemüse zu sich nehmen. Sehr fetthaltige Lebensmittel, Fertigprodukte und Fast Food bitte nur selten oder gar nicht auf den Speiseplan stellen. Trinken Sie viel. Am besten eignen sich Wasser, ungesüßte Früchtetees, aber auch verdünnte Obstsäfte. Kräutertees können Sie zwar trinken, Himbeerblättertee sowie Aufgüsse von Brombeerblättern,

Schafgarbe, Eisenkraut, Kreuzkümmel, Wermutkraut und Frauenmantel sollten Sie bis zur 36. Woche jedoch meiden, da ihnen wehenanregende oder gewebeauflockernde Wirkungen zugesprochen werden.

Um den leicht erhöhten Eisenbedarf in der Schwangerschaft zu decken, sind Zutaten wie mageres Fleisch, grünes Gemüse (Brokkoli, Grünkohl und Spinat), aber auch Getreideprodukte wie Vollkornbrot und Müsli ideal. Da die Zufuhr von Vitamin C die Eisenaufnahme erleichtert, können Sie zu jeder Mahlzeit zum Beispiel ein Glas Orangensaft trinken.

Sie müssen keine Ernährungsexpertin werden, um gesund zu essen: Verlassen Sie sich einfach auf Ihr Gefühl. Oft signalisiert der Körper selbst, was er gerade braucht. Sollten Sie unsicher sein, können Sie mehrere Tage hintereinander notieren, was Sie essen und trinken. Ihre Hebamme oder Frauenärztin hat damit eine Grundlage für ein Beratungsgespräch.

Ein gesunder Speiseplan

Täglich sollten Sie drei Portionen Gemüse oder Hülsenfrüchte und zwei Portionen Obst genießen, dazu reichlich (vier Portionen) Kartoffeln oder Brot, Nudeln und Reis aus Vollkorn. Schmecken Sie alles mit Oliven- oder Rapsöl ab und streuen Sie ab und zu Nüsse und Samen über den Salat, dann enthält Ihre Nahrung genügend ungesättigte Fettsäuren. Auch Milchprodukte können Sie täglich essen. Fleisch und Fisch stehen ein- bis zweimal wöchentlich auf dem Plan und Süßigkeiten oder

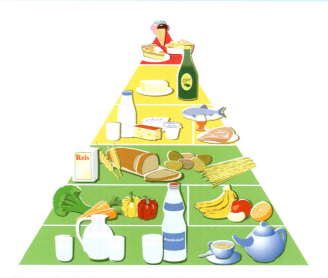

Viele grüne Portionen, wenige gelbe und seltene rote Genüsse sind gut für Ihr Baby und Sie.

Kuchen dürfen Sie sich zu besonderen Gelegenheiten genehmigen.

Zusätzlich wichtig

Zusätzlich wird empfohlen, in den ersten drei Monaten der Schwangerschaft täglich **0,4 Milligramm Folsäure** (ein B-Vitamin) einzunehmen.

Da Deutschland als Jodmangelgebiet gilt und jeder dritte Erwachsene Zeichen eines Jodmangels zeigt, ist eine Nahrungsergänzung durch täglich **0,1 bis 0,2 Milligramm Jod** sinnvoll. Allerdings sollte vor der Einnahme abgeklärt werden, ob eventuell eine Schilddrüsenerkrankung vorliegt.

ERNÄHRUNG UND GESUNDHEIT

Risiken

Eigentlich dürfen Sie in der Schwangerschaft essen, worauf Sie Lust und Appetit haben. Da Lebensmittelinfektionen aber das ungeborene Kind schädigen können, ist es wichtig, sich davor besonders zu schützen.

Listerien

Listeriose ist eine bakterielle Infektionskrankheit, die normalerweise harmlos verläuft, in der Schwangerschaft aber dem Baby schaden kann. Listerien können rohen und verarbeiteten Lebensmitteln anhaften und sich während der Lagerung weiter vermehren.

Vorsichtsmaßnahmen:

- Salate sind am besten selbst zuzubereiten und dabei gründlich zu waschen. Kaufen Sie keine fertigen Schnittsalate oder Sprossen, denn Listerien können beim Zerkleinern der in den Salat gelangen und sich auch bei Kühlschranktemperaturen vermehren.
- Essen Sie keinen Rohmilchkäse und schneiden Sie vor dem Verzehr von Käse die Rinde ab.
- Verzichten Sie auf rohes Fleisch und lange gelagerten Räucherfisch.

Toxoplasmose

Toxoplasmose wird von Tieren auf den Menschen übertragen, hauptsächlich über infizierten Katzenkot. Der Erreger ist natürlich nicht nur im Katzenklo, sondern auch auf pflanzlichen Lebensmitteln, im Garten oder Feld und in anderen Tieren zu finden. Wird deren Fleisch roh verzehrt, können die Keime auf Sie übertragen werden (Seite 133).

Vorsichtsmaßnahmen:

- Garen Sie Ihre Nahrung grundsätzlich bei Temperaturen über 70 °C. Tiefkühlkost sollten Sie niemals in der Mikrowelle erwärmen.
- Waschen Sie Gemüse und Obst und reinigen Sie Küchenwerkzeuge und Arbeitsflächen gründlich.
- Denken Sie vor und nach der Zubereitung des Essens immer daran, die Hände gründlich zu waschen. Vor allem dann, wenn Sie mit rohem Fleisch oder Fisch zu tun haben.
- Bewahren Sie Lebensmittel, die mit Erde behaftet sind (zum Beispiel Kartoffeln, Möhren, Rote Bete), nicht gemeinsam mit anderen Lebensmitteln auf und waschen Sie diese besonders gründlich unter fließendem Wasser vor dem Verzehr.

Weitere Gefahrenquellen

Schwermetalle, Stimulanzien wie Chinin und Koffein und eine Überdosierung von Vitamin A – auch dies sollten Sie in den nächsten Monaten möglichst meiden.

So stellen Sie sicher, dass Ihr Baby sich ganz gesund und ungestört entwickeln kann.

- **Quecksilber** wird regelmäßig in vielen Fischen (Aal, Hai, Heilbutt, Hecht, Seeteufel, Steinbeißer, Thunfisch), **Blei** in Wild gefunden.

> **WICHTIG**
>
> ## Lebensmittel, die Sie meiden sollten
>
> Es gibt einige Lebensmittel, die den oben genannten hohen Hygieneanforderungen zur Vorbeugung von Listeriose und Toxoplasmose nicht entsprechen. Dabei handelt es sich vor allem um rohe, getrocknete und nicht vollständig durcherhitzte Wurst-, Fleisch- und Milchprodukte. Verzichten Sie in der Schwangerschaft daher vollständig auf
> - rohes oder nicht durchgegartes Fleisch (Tartar), rohe Wurstwaren (Salami) und Pasteten
> - rohe oder nicht durchgekochte Eier (Salmonellengefahr)
> - rohe Meeresfrüchte, wie Austern oder Sushi, geräucherte Fische
> - tiefgefrorene Fertiggerichte mit Eierprodukten, Geflügel oder Meeresfrüchten
> - nicht pasteurisierte Milchprodukte wie Weichkäse, Feta, Ricotta, Harzer und Schimmelkäse

- **Vitamin A** ist in der Schwangerschaft zwar wichtig für das Zell- und Gewebewachstum und besonders für die Lungenentwicklung. Eine Überdosierung von Vitamin A kann Ihrem Baby allerdings schaden. Daher sollten Sie im ersten Drittel der Schwangerschaft am besten auf Leber verzichten und auf andere Vitamin-A-haltige Lebensmittel ausweichen. Dazu gehören zum Beispiel Milchprodukte, Eigelb, Möhren und grünblättriges Gemüse. Nach dem ersten Schwangerschaftsdrittel können Sie Leber wieder genießen – aber nicht öfter als einmal pro Woche.
- Außer allen kalorienhaltigen Getränken – wie Limonaden, Cola sowie Fruchtnektar – sollten Sie auch **chininhaltige Durstlöscher,** wie Bitter Lemon und Tonic Water meiden. Der Wirkstoff Chinin kann in hohen Dosen bei Neugeborenen Entzugserscheinungen auslösen.
- Größere Mengen **Koffein** (mehr als 300 mg, also mehr als drei Tassen Kaffee oder sechs Tassen **schwarzer Tee**) können Ihrem Baby schaden, da das Koffein die kindlichen Blutgefäße verengen und die Aufnahme von Eisen hemmen kann. Schränken Sie daher den Genuss von Kaffee und Tee während der Schwangerschaft ein. **Cola** und **Energiedrinks** enthalten oft genauso viel oder sogar mehr Koffein als normaler Kaffee.
- Sie brauchen im Normalfall außer Jod und Folsäure keine **Nahrungsergänzungsmittel, zusätzlichen Vitamine oder Mineralstoffe.**

ERNÄHRUNG UND GESUNDHEIT

Gewichtsveränderung

Das eigene Körpergewicht und wie es sich in der Schwangerschaft verändert, ist für viele Frauen ein wichtiges Thema. Dabei spielt die absolute Gewichtszunahme für Ihre medizinischen Betreuerinnen eine deutlich geringere Rolle als große Schwankungen im Verlauf der Schwangerschaft. Eine kleine, schlanke Frau nimmt vielleicht mehr zu als eine Frau, die bereits zuvor starkes Übergewicht hatte und mit vollwertiger, gesunder Ernährung anfangs sogar abnimmt.

Leider kursieren immer noch Tabellen, die genaue Empfehlungen »zur richtigen Gewichtszunahme« abgeben und Beratungen zugrunde gelegt werden. Diese Daten sind wissenschaftlich allerdings nicht abgesichert. Auch mit einer Gewichtsveränderung, die außerhalb dieser Empfehlungen liegt, können Sie ein gesundes Babys zur Welt bringen.

Sie werden in den letzten Wochen wahrscheinlich stärker zunehmen als am Anfang. Viel von dem zusätzlichen Gewicht, besonders in der frühen Schwangerschaft, ist Flüssigkeit in Form von Wassereinlagerungen. Kreislauf, Baby und Plazenta sind auf diese Reserven dringend angewiesen. Die weiteren Kilos sind nicht nur dem Gewicht Ihres Babys zuzuschreiben. Ihr Körper braucht sie, um das Baby in Entwicklung und Wachstum zu unterstützen.

Ein Normalgewicht zu Beginn der Schwangerschaft ist für Mutter und Kind natürlich am günstigsten. Stark übergewichtige Frauen haben häufiger Probleme wie zu hohen Blutdruck und Schwangerschaftsdiabetes. Auch operative Geburtsbeendigungen treten öfter auf. Eine Unterernährung während der Schwangerschaft kann Ihrem Baby ebenfalls schaden. Frühgeburten oder ein zu niedriges Geburtsgewicht können für Ihr Kind die negative Folge sein.

Orientierung gibt der Body Mass Index

Der Body Mass Index (BMI) ist heute die gängigste Methode, um festzustellen, ob Sie untergewichtig, übergewichtig oder stark übergewichtig (adipös) sind. Er ist eine Maßzahl, die das Verhältnis des Gewichts zur Körpergröße beschreibt. Bei einem BMI zwischen 25 und 30 gilt man meist als übergewichtig. Als adipös gelten Menschen, die einen BMI von über 30 haben. Fettleibigkeit (Adipositas) bedeutet ein höheres Gesundheitsrisiko als Übergewicht.

Ihr Gewicht ist allerdings kein alleiniger Gradmesser dafür, wie gut es Ihrem Baby gerade geht, und zeigt auch nicht an, ob und wie viel das Baby zunimmt. Das kindliche Gewicht hängt von vielen Faktoren ab und ist vor der Geburt nicht sicher zu ermitteln. Eine erfahrene Hebamme kann durch Abtasten zwar feststellen, wie groß das Kind ist und ob es sich gut entwickelt, aber nicht, wie schwer es ist. Und auch die Hochrechnungen aus den Ergebnissen der Ultraschalluntersuchungen sind selten ganz korrekt.

Empfohlene Gewichtszunahme

Je nachdem wie hoch Ihr BMI ist, gelten unterschiedliche Empfehlungen zur Gewichtszunahme:

- Wenn Sie vor der Schwangerschaft untergewichtig waren (BMI unter 20), können Sie problemlos zwischen 12,5 und 18 kg zunehmen.
- Wenn Sie vor der Schwangerschaft normalgewichtig waren (BMI zwischen 20 und 25), liegt eine gesunde Gewichtszunahme zwischen 11,5 und 16 kg.
- Wenn Sie vor der Schwangerschaft übergewichtig waren (BMI zwischen 26 und 29), sollten Sie nicht mehr als 7 bis 11,5 kg zunehmen.
- Wenn Sie vor der Schwangerschaft adipös waren (BMI über 29), liegt die Grenze für eine gesunde Zunahme bei etwa 5 bis 9 kg.

Sehen Sie bitte diese Werte nur als ungefähre Anhaltspunkte an. Manchmal kommt es am Anfang der Schwangerschaft durch Übelkeit und Appetitlosigkeit zu einer Gewichtsabnahme. Und stärkere Gewichtszunahmen in den ersten 20 Schwangerschaftswochen, die später durch geringere Zunahmen ausgeglichen werden, sind nicht selten.

Bei Zwillingen (15,5 bis 20,5 Kilogramm) und bei Drillingen (20,5 bis 23 Kilogramm) liegt die durchschnittliche Gewichtszunahme selbstverständlich höher.

Den BMI selbst berechnen

Setzen Sie Ihre Körpergröße ins Quadrat und teilen Sie Ihr Gewicht durch diesen Wert:
65 Kilo bei einer Körpergröße von 1,70 Metern macht 65 geteilt durch 2,89 (1,70 x 1,70).
Das ergibt einen Wert von 22,49 und entspricht einem Normalgewicht.

KATEGORIE	BMI (KG/M²)	BEWERTUNG
Starkes Untergewicht	unter 16,0	
Mäßiges Untergewicht	16,0 – 17,0	Untergewicht
Leichtes Untergewicht	17,0 – 18,5	
Normalgewicht	18,5 – 25,0	Normalgewicht
Präadipositas	25,0 – 30,0	Übergewicht
Adipositas Grad I	30,0 – 35,0	
Adipositas Grad II	35,0 – 40,0	Adipositas
Adipositas Grad III	über 40,0	

ERNÄHRUNG UND GESUNDHEIT

Körperpflege

Zähne und Zahnfleisch

Die hormonellen Veränderungen in der Schwangerschaft beeinflussen auch das Gewebe im Mundraum. Zahnfleisch und Mundschleimhaut werden stärker durchblutet und lockern sich auf. Häufige Folge: Zahnfleischbluten und lockere Zähne. Der erhöhte Speichelfluss ist für Bakterien interessant und kann zu Zahnfleischentzündungen führen. Diese sind unbedingt behandlungsbedürftig, da sie das Risiko einer Frühgeburt bergen.

Nehmen Sie sich daher auf jeden Fall Zeit für einen Zahnarzttermin und vernachlässigen Sie keinesfalls die Zahnhygiene. Ihre Zahnärztin besuchen Sie am besten im siebten bis achten Monat mit dem Hinweis, dass Sie schwanger sind. Röntgenaufnahmen sowie die Entfernung oder das Einsetzen von Amalgamfüllungen sind in der Schwangerschaft nicht ratsam. Oft wird mit temporären Kunststofffüllungen und dem Warten aufs Abstillen eine größere Behandlung überbrückt. Für eine Betäubung, die bei einer Behandlung notwendig werden kann, wird Ihr Zahnarzt ein Mittel auswählen, das wenig belastende Zusätze enthält.

Auch Ihr Partner sollte sich um einen Zahnarzttermin kümmern und kariöse Zähne behandeln lassen. So können die Bakterien nicht aufs Baby übertragen werden.

Tipps zur Zahnpflege

Regelmäßige und gründliche Zahnpflege ist jetzt besonders wichtig. Schließlich soll die alte Volksweisheit »Jedes Kind kostet einen Zahn« auf Sie nicht zutreffen!

- Zweimal täglich (oder besser nach jeder Mahlzeit) Zähne putzen.
- Wenn Ihr Zahnfleisch beim Zähneputzen blutet, massieren Sie es sanft mit einer elektrischen oder weichen Zahnbürste. Ist das zu unangenehm, verwenden Sie nur die Fingerspitzen, um die Durchblutung anzuregen.
- Immer von »rot« nach »weiß« bürsten.
- Benutzen Sie täglich vorsichtig Zahnseide oder ein weiches Bürstchen, um die Zahnzwischenräume zu reinigen.
- Kauen Sie Kaugummi (ohne Zucker), falls Sie Ihre Zähne nicht putzen können.
- Ihr Zahnarzt kann eine Mundspülung empfehlen, die nur wenige Zusatzstoffe enthält.
- Nach dem Erbrechen nicht unmittelbar die Zähne putzen, da der Zahnschmelz durch die Säure angegriffen ist. Spülen Sie stattdessen Ihren Mund mit warmen Wasser oder Milch aus. Mit einer sanften Zahnpasta, zum Beispiel einer Kinderzahnpasta, nachbürsten.

Körperpflege

Schöne Haut

Viel Pflege tut jetzt nicht nur Ihrer Haut gut. Gönnen Sie sich jeden Tag eine ausgiebige Wellnesseinheit und nutzen Sie die Zeit, um zur Ruhe zu kommen und zu entspannen.

Wellness für die Haut

- Benutzen Sie Kosmetikprodukte, die auf allergische Reaktionen getestet sind.
- Zum Waschen Ihrer Kleidung am besten milde Waschmittel und keine Weichspüler benutzen.
- Für eine gute Durchblutung gönnen Sie sich regelmäßig eine sanfte Massage an Bauch und Brüsten. Dabei die Brustwarzen aussparen.
- Bei Sonne und dunkler werdender Pigmentierung der Haut immer eine Sonnencreme mit mindestens Schutzfaktor 15 auftragen. Lippen nicht vergessen. Kein Solarium!
- Tattoos und Piercings dürfen in der Schwangerschaft aufgrund einer erhöhten Infektionsgefahr nicht neu gesetzt werden.
- Vorsicht mit Parfum! Sie reagieren jetzt anders darauf als vor der Schwangerschaft.
- Verzichten Sie auf Antifaltencremes, die Vitamin A enthalten.
- Obwohl Dehnungsstreifen sich nie ganz verhindern lassen, freut sich Ihr Babybauch über Extrapflege: Cremen Sie ihn täglich mit einer milden Lotion auf Mandelölbasis ein.

Gesunde Haare

In der Schwangerschaft verlangsamt der erhöhte Östrogenspiegel den natürlichen Haarausfall. Deshalb haben Sie mehr Haare als vor der Schwangerschaft und Ihre Frisur wirkt voller. Die Wirkung des Östrogens auf die Haare ist aber nicht bei jeder Frau gleich. Auch strohige und trockene Haare können Sie neun Monate begleiten.

Pflege für die Haare

- Eine Haarkur mit Olivenöl hilft gegen trockene Spitzen: Das Öl in die trockenen Spitzen und Längen einmassieren. Danach die Haare in ein warmes Handtuch schlagen und eine Stunde einwirken lassen. Das Olivenöl gründlich ausspülen.
- Heiße Föhnluft, Glätteisen und Heißwickler vermeiden. Haare an der Luft trocknen oder den Fön auf eine lauwarme Temperatur einstellen.
- Verzichten Sie auf die Anwendung von Färbemitteln. Eine Vielzahl der darin enthaltenen Stoffe kann in geringem Maß über die Kopfhaut in den Blutkreislauf gelangen. Oft raten Ihnen Friseure ohnehin vom Haarefärben ab und bieten eher das Färben von Strähnchen an.
- Drei bis fünf Monate nach der Geburt müssen Sie sich leider wieder von dieser wunderbaren Haarpracht verabschieden. Die Haare, die durch ihr verlängertes Wachstum länger auf dem Kopf bleiben konnten, fallen aus. Danach wachsen die Haare im vertrauten Zyklus weiter.

Ernährung & Gesundheit

113

ERNÄHRUNG UND GESUNDHEIT

Sport und Bewegung

Wenn Ihnen Sport und Bewegung Freude bereiten, können Sie davon ausgehen, dass es auch für Sie und Ihr Baby die beste Geburtsvorbereitung ist.

Ein moderates Training: gut für die Mutter

Es ist ein altes Märchen, dass Schwangere weitgehende Schonung benötigen. Im Gegenteil, in einer gesund verlaufenden Schwangerschaft steigern Sie mit angemessener sportlicher Aktivität Ihr Wohlbefinden, Ihre seelische Ausgeglichenheit und das persönliche Körpergefühl. Durch die Freisetzung körpereigener Hormone, beispielsweise von Endorphinen, können Sie sogar einen emotionalen Aufschwung erleben. Sie halten die Gewichtszunahme in natürlichen Grenzen, verbessern Ihre Kondition und werden kräftiger – alles großartig für die Geburt!

... und gut für das Kind

Sportliche Aktivität ist aber auch gut für Ihr Baby. Es erhält einen regelrechten Sauerstoffschub, der seinen Stoffwechsel ankurbelt. Auch hier führen die Endorphine zum Wohlbefinden bei Ihrem Baby. Es schaukelt auch noch so angenehm beruhigend.

Ausdauertraining

Auch wenn Sie noch ungeübt sind, wird dreimal pro Woche eine regelmäßige sportliche Aktivität für mindestens 15 bis 20 Minuten empfohlen. Das Training können Sie während des zweiten Schwangerschaftsdrittels auf 30 bis 40 Minuten und vier- bis fünfmal pro Woche steigern. Sind Sie daran gewöhnt, ein moderates Krafttraining auszuüben, können Sie an Geräten und mit freien Gewichten weiterarbeiten. Eine geringere

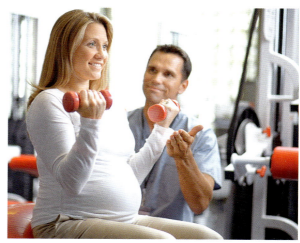

Wenn Sie an Training mit leichten Gewichten gewöhnt sind, ist dies auch in der Schwangerschaft gut für Sie.

Belastung mit häufigeren Wiederholungen ist eine sinnvolle Kombination. Mit Stretching, ausreichenden Aufwärm- und anschließenden Ruhephasen werden Sie eine Verbesserung von Kraft und Beweglichkeit erreichen, die Ihr Leben mit dem Mehr an Kilogramm und dem veränderten Körperschwerpunkt erleichtert. Vergessen Sie nicht, für eine ausgewogene Kombination aus Ruhe- und Bewegungsphasen zu sorgen. Es tut gut, mindestens zweimal pro Tag zu entspannen und einfach die Füße hochzulegen.

Geeignete Sportarten

Bei unkomplizierter Schwangerschaft werden folgende Sportarten empfohlen:
- ohne Einschränkung (bis Herzfrequenz 130/min): Joggen, Wandern und Nordic-Walking bis 2000 m Höhe, Radfahren, Gymnastik, Tanzen, Yoga, Schwimmen bei Wassertemperatur nicht unter 20 und nicht über 35 °C.
- Erlaubt, jedoch nur deutlich unterhalb der submaximalen Belastung: Laufen, Rudern, Aerobic, Skilanglauf (nicht über 1500 m Höhe), Tennis, Squash, Badminton, Tischtennis, Segeln.
- Bedingt erlaubt bis zur 16. Woche wegen Sturzgefahr: Schlittschuh- und Rollschuhlaufen oder Inline-Skating.
- Nicht empfehlenswert: Reiten, Skiabfahrtslauf, Mannschafts- und Kampfsportarten (Ballsport, Judo, Fechten), Sport mit hohem Sturzrisiko (Wasserski, Surfen, Geräteturnen), körperliche Anstrengungen über 2000 bis 2500 m Höhe, Marathon, Triathlon, Tauchen, Fallschirmspringen oder Bungee-Jumping.

VORSICHT

Kommt es beim Sport zu Atemnot, Unterleibsschmerzen, vaginaler Blutung, Unwohlsein, Schwindel, Augenflimmern und Kopfschmerzen, gilt ein absolutes Sportverbot! Dann bitte sofort Ihre Frauenärztin oder eine Klinik aufsuchen.

Sport nur mit ärztlicher Erlaubnis

In manchen Fällen ist zuerst ein Beratungsgespräch mit Ihrer Ärztin oder Ihrer Hebamme notwendig, bevor Sie mit einem regelmäßigen Training beginnen können. Dies gilt insbesondere, wenn Sie
- eine tief liegende Plazenta haben
- Blutungen hatten oder haben
- mehr als ein Baby erwarten
- mehr als zwei Fehlgeburten vor dieser Schwangerschaft hatten
- in den letzten Schwangerschaften Frühgeburten hatten oder Frühgeburtsbestrebungen haben
- an hohem Blutdruck oder anderen Herz-Kreislauf-Erkrankungen leiden

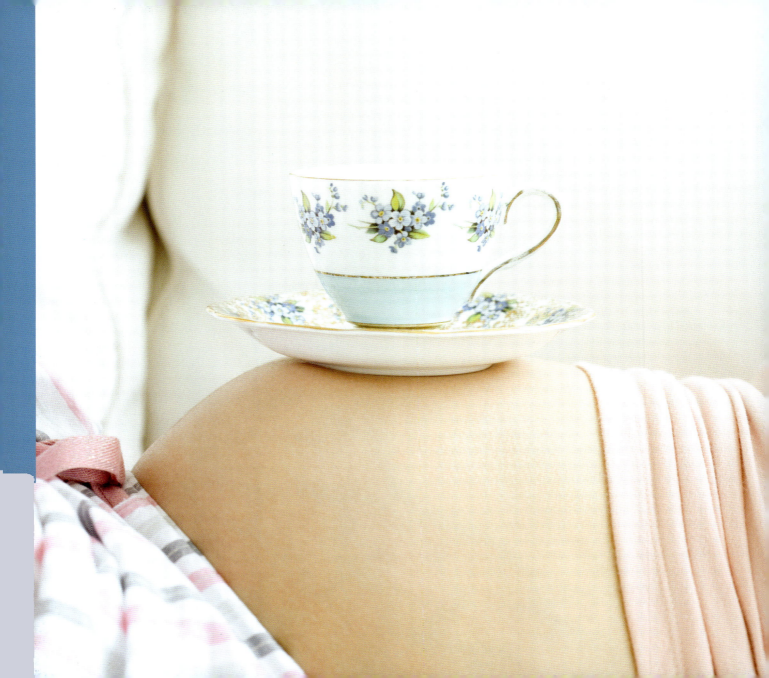

BESCHWERDEN UND BESONDERE UMSTÄNDE

Beschwerden und Erkrankungen 118
  Medikamente und Hilfen 118
  Beschwerden von A bis Z 119
    Augentrockenheit und Veränderung der Sehkraft – Ausfluss – Bänderschmerzen und Ischialgie ... 119
    Blähungen – Brustspannen – Hämorrhoiden ... 120
    Häufiges und unfreiwilliges Wasserlassen – Hautveränderungen – Herzklopfen 122
    Hitzewallungen – Juckreiz – Karpaltunnelsyndrom – Kopfschmerzen 123
    Krampfadern – Müdigkeit – Nasenbluten – Ödeme – Rückenschmerzen 124
    Schlafstörungen – Schwangerschaftsschnupfen – Schwangerschaftsstreifen – Schwindel 125
    Sodbrennen – Übelkeit und Erbrechen 126
    Verstopfung – Vena-cava-Syndrom – Wadenkrämpfe – Zahnfleischbluten 127

Infektionen und Erkrankungen 128
  Allergie – Anämie – Blasenentzündung – Bluthochdruck – Hypertonie 128
  Chlamydien – Depressionen – Fieber und Entzündungen 129
  Gestose – HELLP-Syndrom – Hepatitis 130
  Herpes genitalis – HIV/Aids – Listeriose – Pilzinfektion der Vagina 131
  Ringelröteln – Röteln – Schilddrüsenfehlfunktion – Schwangerschaftsdiabetes 132
  Streptokokken der Gruppe B – GBS – Toxoplasmose – Zytomegalie 133

Mehrlinge – zwei, drei 134
  Werden die Babys gut versorgt? 134
  Die körperliche Belastung 134
  Risiko Mehrlingsschwangerschaft 135
  Die neue Aufgabe meistern 135

Frühgeborene Babys 136

BESCHWERDEN UND BESONDERE UMSTÄNDE

Beschwerden und Erkrankungen

Medikamente und Hilfen

Die meisten Frauen möchten während der Schwangerschaft möglichst auf Medikamente verzichten, da sie ihr Baby nicht unbeabsichtigt schädigen wollen. Im Krankheitsfall ist es aber wichtig, dass Sie nicht zu sehr unter Beschwerden leiden. Medikamentös unbehandelte chronische Erkrankungen oder hochfieberhafte Infektionen sind für Ihr Baby und Sie meist schädlicher als die kurzfristige Einnahme von ärztlich verordneten Medikamenten. Auch wenn die meisten Medikamente unzureichend auf mögliche Nebenwirkungen in der Schwangerschaft untersucht sind, gibt es relativ gut geprüfte Mittel, gegen deren Anwendung grundsätzlich keine Bedenken bestehen. Informieren Sie sich bei allen Medikamenteneinnahmen, auch bei Vitaminpillen, bei Ihren behandelnden Ärztinnen und Hebammen, welche Sie unbedenklich einnehmen können.

Die Sorge vor Nebenwirkungen führt viele Schwangere zu alternativmedizinischen Präparaten und Behandlungsweisen. Leider bestehen für viele dieser Anwendungen keine wissenschaftlichen Wirknachweise. Bitte bedenken Sie: Aus biologischen Substanzen gewonnene Arzneistoffe (Phytopharmaka) sind in der Schwangerschaft nicht selbstverständlich harmloser als synthetisch hergestellte Medikamente. Im Zweifelsfall können Sie sich auf der Seite www.embrytox.de darüber informieren, welche Arzneimittel unbedenklich sind.

Mehr Ruhe im Alltag

Bei den riesigen Veränderungen, die Ihr Körper und Ihre Seele in der Schwangerschaft erfahren, ist es normal, dass Beschwerden und manchmal auch unangenehme Begleiterscheinungen auftreten können. Nur sehr wenige Frauen erleben die Monate der »guten Hoffnung« völlig beschwerdefrei. Aber auch wenn es hin und wieder zwickt, können viele Beschwerden mithilfe eines beruhigten Tagesablaufs oder mit Entspannungsübungen deutlich gelindert werden.

Erfahrungsgemäß hilft häufig ein bestärkendes Gespräch. Das Nachdenken darüber, welche Unterstützung Sie im Haushalt, zum Einkauf, im Beruf oder in Ihrer Partnerschaft benötigen, ist sinnvoll. Die Summe all Ihrer Verpflichtungen und Anforderungen an sich selbst sollte nicht alle Ihre Kräfte beanspruchen. Zu großer Stress kann Beschwerden verstärken und im ungünstigen Fall zu vorzeitigen Wehen führen.

Also – gönnen Sie sich Ihre regelmäßigen Auszeiten, denn es ist Ihr persönlicher Part in der Schwangerenvorsorge und Geburtsvorbereitung, für Ihr Baby und sich selbst gut zu sorgen.

Beschwerden und Erkrankungen

Beschwerden von A bis Z

Augentrockenheit und Veränderung der Sehkraft

SYMPTOME: Juckreiz, Brennen, verschwommene Sicht.
URSACHE: Durch die hormonelle Umstellung im letzten Trimester kann die Sehkraft momentan abnehmen. In der Regel normalisiert sich der Zustand aber nach der Geburt wieder. Auch die Produktion von Tränenflüssigkeit nimmt ab.
SANFTE SELBSTHILFE: Luftfeuchtigkeit in den Wohnräumen erhöhen: Ideal sind 55 bis 65 Prozent; Klimaanlage und stark beheizte Räume meiden; auch Zigarettenrauch reizt die Bindehäute und verschlechtert trockene Augen.
ZUM ARZT: Sofort, wenn Augenflimmern, stark verminderte Sehkraft zusammen mit Kopfschmerzen ab der 26. Woche auftreten. Verdacht auf Gestose.

Ausfluss

SYMPTOME: Vaginaler Ausfluss verursacht Juckreiz, Schmerzen oder einen auffälligen Geruch.
URSACHE: Die Drüsen sind in der Schwangerschaft aktiver als sonst, die Vagina wird stärker durchblutet und produziert mehr Flüssigkeit. Deshalb ist verstärkter, eher dünnflüssiger Ausfluss normal.
SANFTE SELBSTHILFE: Für ein gesundes Scheidenmilieu mit pH-Wert von 4,0 sorgen, da es das Wachstum gefährlicher Keime verhindert; Scheidenspülungen oder Intimsprays nicht benutzen; Unterwäsche aus Baumwolle und im Schritt lockere Hosen tragen.
ZUM ARZT: Wenn sich der Ausfluss grünlich oder weißlich verfärbt, seine Konsistenz verändert und unangenehm zu riechen beginnt und die Scheide juckt. Grund kann eine Scheideninfektion sein.

Bänderschmerzen und Ischialgie

SYMPTOME: Schmerzen in der Leistengegend und im Kreuzbein wie bei einem Muskelkater oder einer leichten Muskelzerrung, die häufig zwischen der 18. und 24. Schwangerschaftswoche auftreten. Bei Schmerzen,

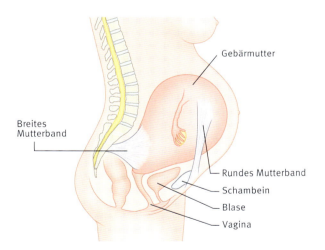

Die großen Haltebänder der Gebärmutter dehnen sich im Verlauf der Schwangerschaft und können dabei unter Zug geraten und Beschwerden verursachen.

BESCHWERDEN UND BESONDERE UMSTÄNDE

die ins Bein ausstrahlen, kann es sich um Ischiasbeschwerden handeln.
URSACHE: Das Wachstum der Gebärmutter dehnt die sie haltenden Bänder im Beckenraum.
SANFTE SELBSTHILFE: Warm baden, eine warme Wärmflasche im Rücken, eine Massage mit warmem Mandelöl im unteren Rückenbereich, Yoga.
MEIDEN: High Heels.
ZUM ARZT: Wenn die Schmerzen in Kombination mit Kontraktionen der Gebärmutter, Durchfall, Erbrechen und Fieber auftreten.

Blähungen

SYMPTOME: Vorgewölbter Bauch (»Blähbauch«) und Abgang von übermäßig vielen Darmgasen, häufig zu Beginn der Schwangerschaft.
URSACHE: Darmträgheit, ausgelöst durch eine Erhöhung des Progesteronspiegels in der Schwangerschaft.
SANFTE SELBSTHILFE: Linderung verschaffen Fenchel-, Pfefferminz-, Kümmel- oder Anistee; eine lauwarme Wärmflasche und eventuell eine sanfte Massage des Unterbauchs, Bewegung.
MEIDEN: Kohlensäure, Hülsenfrüchte sowie Kohl- und Lauchgemüse, bis sich der Zustand gebessert hat.

Brustspannen

SYMPTOME: Stechende oder ziehende Schmerzen in einer oder beiden Brüsten sowie gesteigerte Berührungsempfindlichkeit.

URSACHE: Das Brustwachstum ist häufig mit einem unangenehmen, manchmal auch leicht schmerzhaften Spannungsgefühl verbunden. Meistens lassen die Beschwerden nach den ersten zwölf Wochen der Schwangerschaft nach.
SANFTE SELBSTHILFE: Quarkumschläge (Quark zwischen zwei Blätter Küchenrolle streichen und die Auflage für 20 Minuten auf die Brust legen), lauwarme Lavendelumschläge; vorsichtige und sanfte Massage mit Mandelöl.
MEIDEN: Zu kleine BHs.

Hämorrhoiden

SYMPTOME: Juckreiz, Druckgefühl, Blutungen und Nässen der Gefäßpolster um den Anus.
URSACHE: Die größer werdende Gebärmutter und das vermehrte Blutvolumen drücken auf die Blutgefäße am Anus, die ohnehin aufgelockert und geweitet sind. Die hormonell bedingte Darmträgheit verstärkt den Druck. Es bilden sich mit Blut gefüllte Knoten.
SANFTE SELBSTHILFE: Salben, die den Juckreiz lindern (Hamamelis, Kamille, Calendula); täglich ein 15-minütiges Sitzbad mit Eichenrinde; Kühlen mit einem mit kaltem Wasser gefüllten Kondom; Auflage von rohen Kartoffelscheiben für 20 Minuten; für regelmäßigen Stuhlgang sorgen. Auch regelmäßige Bewegung an der frischen Luft hilft.
MEIDEN: Verstopfung; zu viel Süßes naschen; mangelnde Bewegung.

Blutungen in der Schwangerschaft

Jede fünfte Frau erlebt während der Schwangerschaft leichte Blutungen. Ganz harmlose Blutungen können zu Beginn der Schwangerschaft durch die Einnistung des Embryos in die Gebärmutterschleimhaut auftreten. Die Einnistung findet ungefähr drei bis vier Wochen nach der letzten Menstruationsblutung statt. Sie entdecken dann eine leichte Schmierblutung in Ihrer Unterhose. Es muss also nicht jede Blutung in den ersten zwölf Wochen zu einer Fehlgeburt führen.

Ursachen am Anfang der Schwangerschaft
- Harmlose Ablösung von etwas Gewebe
- Eine tief sitzende Plazenta, die allmählich weiter nach oben wächst
- Infektionen des Gebärmutterhalses oder der Vagina
- Durch Geschlechtsverkehr oder vaginale Untersuchungen ausgelöste Kontaktblutung, die aufgrund des in der Schwangerschaft stärker durchbluteten Gewebes am Muttermund leichter vorkommt.

Bei leichten Schmierblutungen gehen Sie am besten am gleichen Tag zu Ihrer Ärztin. Sie wird nach der Ursache forschen und Sie in vielen Fällen beruhigen können. Wenn Sie aber Schmerzen und Krämpfe im Unterbauch spüren und gleichzeitig eine hellrote Blutung auftritt, ist es wichtig, rasch feststellen zu lassen, ob Ihre Schwangerschaft noch intakt ist und es dem Kind gut geht.

Suchen Sie in diesem Fall sofort eine Klinik auf. Dort wird eine Untersuchung mit Ultraschall und, wenn nötig, eine Bestimmung des Hormonspiegels durchgeführt. Auch Blutungen in späteren Schwangerschaftswochen bedürfen immer einer raschen Ultraschalluntersuchung.

Ursachen in der zweiten Schwangerschaftshälfte
- Plazenta praevia: in der Nähe oder vor dem Muttermund sitzende Plazenta
- Vorzeitige Ablösung (entweder in Teilen oder vollständig) der Plazenta
- Lösen des Schleimpfropfs, der den Muttermund verschließt, sogenannte Zeichnungsblutung

Wenn es Ihnen und Ihrem Baby nach einer stärkeren Blutung bei einer Plazenta praevia gut geht, wird Ihnen wahrscheinlich empfohlen, für einige Tage zur Beobachtung in der Klinik zu bleiben. Auch zu Hause sollten Sie sich danach körperlich schonen, auf penetrierenden Sex verzichten und Ihr Baby so lange brüten, bis Sie es ohne Probleme nach der Geburt mit zu sich nach Hause nehmen können.

Häufiges und unfreiwilliges Wasserlassen

SYMPTOME: Plötzlicher, starker Harndrang mit unfreiwilligem Harnabgang.
URSACHE: Die wachsende Gebärmutter drückt auf die Harnblase. Da die Muskulatur der Blase durch die Hormone entspannter ist, kann beim Husten, Lachen oder Laufen unfreiwillig Urin abgehen. Zudem ist der Beckenbereich stärker durchblutet, was die Nierentätigkeit und damit die Urinproduktion anregt.

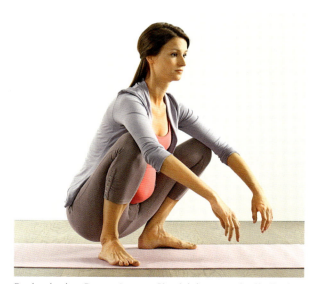

Beckenboden-Power: Lassen Sie sich langsam in die Hocke sinken und versuchen Sie, beide Fersen auf dem Boden zu lassen. Halten Sie die Stellung einige Atemzüge lang.

SANFTE SELBSTHILFE: Trinken Sie weiterhin mindestens zwei Liter am Tag und machen Sie täglich Beckenbodengymnastik.
ZUM ARZT: Wenn Wasserlassen Schmerzen und Brennen verursacht. Verdacht auf Harnwegsentzündung.

Hautveränderungen

SYMPTOME: Unreine Haut, dunklere Hautpartien.
URSACHE: Die erhöhte Melaninproduktion führt zu einer verstärkten Hautpigmentierung der Brustwarzen sowie des Achsel-, Genital- und Analbereichs. Eine dunkle Linie zwischen Bauchnabel und Schambein (linea nigra) und schmetterlingsförmige Mutterflecken im Gesicht sind häufig.
SANFTE SELBSTHILFE: Sonnenschutzcreme (Faktor 15 oder höher), UV-schützende Kleidung.
MEIDEN: Direkte Sonneneinstrahlung, Solarien.

Herzklopfen

SYMPTOME: Beschleunigter Puls von über 90 Schlägen pro Minute, der in der Brust bis zur Halsschlagader als Herzrasen spürbar ist.
URSACHE: Da das Blutvolumen um bis zu 40 Prozent zunimmt, schlägt das Herz stärker und schneller. Ist als verstärktes Herzklopfen spürbar. Tritt vermehrt in der Spätschwangerschaft abends im Bett auf.
SANFTE SELBSTHILFE: Mehr Ruhe, linke Seitenlage.
ZUM ARZT: Bei Herzrhythmusstörungen oder Herzstolpern den Arzt aufsuchen.

Beschwerden und Erkrankungen

Hitzewallungen

SYMPTOME: Anfallsweise oder spontan auf- oder absteigende Wärmewelle, die vom Hals, Kopf oder von der Brust ausgeht.
URSACHE: Erhöhte Arbeit des Stoffwechsels und der Blutzirkulation.
SANFTE SELBSTHILFE: Viel trinken; kaltes Wasser über Unterarme laufen lassen; einige Lagen dünne Baumwollkleidung übereinander tragen und gegebenenfalls Schichten entblättern.
MEIDEN: Teein und Koffein; überhitzte Räume, luftundurchlässige Kleidung; sehr scharf gewürzte Mahlzeiten.

Juckreiz

SYMPTOME: An der Haut auftretendes, unangenehmes Gefühl, das die Betroffene dazu veranlasst, sich zu kratzen, zu scheuern oder zu drücken.
URSACHE: Dehnung der Haut, trockene Haut, hormonelle Veränderungen, stärkere Schweißbildung in Hautfalten unter den Brüsten, dem gewölbtem Bauch und in den Leistenfalten; meist nach der 22. Woche.
SANFTE SELBSTHILFE: pH-neutrale, parfumfreie Waschlotionen sowie harnstoffhaltige, feuchtigkeitsspendende Cremes verwenden und regelmäßiges Baden mit Meersalz- oder Ölzusatz; Abtupfen mit gekühltem schwarzen Tee.
ZUM ARZT: Bei anhaltendem starken Juckreiz oder Ausschlag könnte eine behandlungsbedürftige Krankheit die Ursache sein. Bitte abklären lassen!

Karpaltunnelsyndrom

SYMPTOME: Kribbelnde Finger, Schmerzen und Gefühllosigkeit an den Händen.
URSACHE: Durch vermehrte Wassereinlagerungen in Unterarmen, Händen und Fingern schwillt der am Handgelenk liegende Karpaltunnel an und drückt auf den in ihm verlaufenden Nerv.
SANFTE SELBSTHILFE: Nachtlagerungsschiene (Verordnung notwendig) und erhöhte Lagerung der Unterarme und Hände; kalte oder lauwarme Wassergüsse von den Händen Richtung Ellbogen; Einnahme von Vitamin B6.
MEIDEN: Übermäßige Belastung der Hände wie beim Tippen; langes Beugen der Finger wie beim Fahrradfahren oder Taschetragen.

Kopfschmerzen

SYMPTOME: Ein- oder beidseitig auftretender Schmerz im Kopf, mit Schwerpunkt Stirn, Schläfen oder Hinterkopf. Häufig in den ersten Monaten der Schwangerschaft auftretend.
URSACHE: Hormonelle Umstellung, größeres Blutvolumen, eine verstopfte Nase, Erschöpfung und Nackenverspannungen.
SANFTE SELBSTHILFE: Bewegung, viel Trinken, Yoga, Entspannung, Massagen von Nacken und Schultern; Akupunktur durch erfahrene Behandlerinnen.
ZUM ARZT: In der zweiten Schwangerschaftshälfte sofort, wenn starke, andauernde Kopfschmerzen in Verbindung mit Übelkeit auftreten.

BESCHWERDEN UND BESONDERE UMSTÄNDE

Krampfadern

SYMPTOME: Deutlich hervortretende, geschlängelte, bläuliche Venen unter der Haut.
URSACHE: Vermehrtes Blutvolumen und das durch Schwangerschaftshormone aufgelockerte Körpergewebe. Die geweiteten Blutgefäße führen dazu, dass die Klappen in den Adern, die das Blut zum Herzen zurücktransportieren (Venen), nicht mehr richtig schließen. Wenn sich Blut in den Venen staut, können Krampfadern und/oder Besenreiser (kleine bläuliche Äderchen unter der Haut) entstehen.
SANFTE SELBSTHILFE: Hochlagern der Beine, auch nachts; durchblutungsfördernde Fuß- und Beingymnastik; Schwimmen; kühlende Cremes und Salben; Stützstrümpfe, die gegebenenfalls ärztlich verordnet und individuell angepasst werden können.
MEIDEN: Sonnenbäder, Sauna, warmes Baden.

Müdigkeit

SYMPTOME: Erschöpfung und außergewöhnlich großes Schlafbedürfnis; häufig in den ersten Schwangerschaftswochen.
URSACHE: Hormonumstellung, veränderter Stoffwechsel und niedriger Blutdruck.
SANFTE SELBSTHILFE: Bewegung an frischer Luft; Einreibung oder Bad mit Rosmarinöl; Wechselduschen; ausreichender Schlaf, Mittagschlaf, Yoga.
ZUM ARZT: Bei anhaltender Müdigkeit (Verdacht auf Eisenmangel).

Nasenbluten

SYMPTOME: Austretendes Blut aus der Nase.
URSACHE: Heftiges Schnäuzen oder Niesen.
SANFTE SELBSTHILFE: Halten Sie die Nasenschleimhaut mit Meersalzsprays (ohne Konservierungsstoffe) oder Nasenöl feucht. Viel trinken.
ZUM ARZT: Bei sehr häufigem Nasenbluten und falls zusätzlich die verstärkte Neigung zu blauen Flecken besteht.

Ödeme

SYMPTOME: Schwellung und Druckgefühl in Unterschenkeln, Füßen, Gelenken, Händen, Fingern und manchmal auch im Gesicht.
URSACHE: Diese durchaus gesunde Steigerung und Ansammlung von Flüssigkeit im Körper zeigt sich bei 75 Prozent aller werdenden Mütter am Ende der Schwangerschaft.
SANFTE SELBSTHILFE: Nährstoffreiche, eiweißreiche Nahrung; nicht (!) salzarm essen, viel trinken, Ruhe und Entspannung, Hochlagern der Beine – auch nachts im Bett.
ZUM ARZT: Sofort, wenn Ödeme mit anderen Zeichen einer Präeklampsie (Seite 130), wie Kopfweh oder Eiweiß im Urin, auftreten.

Rückenschmerzen

SYMPTOME: Schmerzen und Reizungen im Lendenwirbelbereich und im Becken.

URSACHE: Der veränderte Hormonspiegel und das wachsende Baby lockern den haltenden Bandapparat im Becken; der Körperschwerpunkt kann sich ändern.
SANFTE SELBSTHILFE: Bewegung, Yoga, warmes Bad oder Wärmflasche (nicht über 37 °C), Massage mit warmem Öl im oberen Rückenbereich.
MEIDEN: High Heels; langes Stehen, schweres Heben.
ZUM ARZT: Bei Rückenscherzen in Verbindung mit Zug in Richtung Becken und in Verbindung mit Kontraktionen (vorzeitige Wehen).

Schlafstörungen

SYMPTOME: Häufiges Aufwachen in der Nacht; Einschlafschwierigkeiten.
URSACHE: Gegen Ende der Schwangerschaft sind Gedanken über das, was an Veränderungen vor Ihnen liegt, der große Kugelbauch, häufiger Harndrang und ein nachtaktives Baby die größten Schlafbremsen.
SANFTE SELBSTHILFE: Spaziergang am Abend; ein entspannendes Bad, Entspannungsübungen; viele Kissen oder eine Stillwurst zur bequemen Lagerung.
MEIDEN: Kaffee, schwarzer Tee oder Cola; riesige Abendmahlzeiten.

Schwangerschaftsschnupfen

SYMPTOME: Verstopfte Nase und geschwollene Nasenschleimhäute, die nicht allergischer oder infektiöser Ursache sind.
URSACHE: Vermutlich hormonell bedingt.
SANFTE SELBSTHILFE: Spülungen mit Salzlösung und Meerwassersprays (ohne Konservierungsstoffe), Atemübungen beim Yoga.
ZUM ARZT: Bei starken Beschwerden durch Schnarchen, Halsentzündung, Schlafstörungen, Mundtrockenheit und Nasenbluten.

Schwangerschaftsstreifen

SYMPTOME: Pink-violette Linien oder Bänder an Bauch, Po, Brüsten, Schenkeln, Schultern, Armen und im unteren Rückenbereich.
URSACHE: Meist ein anlagebedingt schwaches Bindegewebe und natürlich die Dehnung der Haut und des Bindegewebes.
SANFTE SELBSTHILFE: Gymnastik, viel trinken; Schwimmen, Wechselduschen – all das verbessert die Durchblutung. Wirklich verhindern kann keine Frau die Streifen, wenn die Anlage dazu vorhanden ist.
MEIDEN: Schnelle Gewichtszunahme.

Schwindel

SYMPTOME: Gleichgewichtsstörung, bei der die Schwangere ein Gefühl von Schwanken oder Drehen verspürt.
URSACHE: Niedriger Blutdruck, der im ersten Schwangerschaftsdrittel durch einen niedrigen Blutzuckerspiegel bedingt ist. Auch eine Veränderung im Wasserhaushalt und Beschleunigung der Herzfrequenz können Schwindel auslösen.

BESCHWERDEN UND BESONDERE UMSTÄNDE

SANFTE SELBSTHILFE: Viel trinken, häufige kleine, eiweißreiche Mahlzeiten; bei akutem Schwindelanfall mit gespreizten Beinen nach vorn beugen und den Kopf zwischen die Beine legen; Gymnastik an frischer Luft.
MEIDEN: Unterzuckerung, Flüssigkeitsmangel.
ZUM ARZT: Falls Schwindel im zweiten Schwangerschaftsdrittel häufig auftaucht (kann Anämie oder Bluthochdruck sein).

Sodbrennen

SYMPTOME: Brennende Schmerzen im Hals, Magendrücken oder Völlegefühl und saures Aufstoßen.
URSACHE: Wenn der Uterus im Bauchraum nach oben wächst, wird der Druck auf den Magen stärker und der sonst gut schließende Muskelring, der den Magen zur Speiseröhre abschließt, ist schlaffer als sonst.
SANFTE SELBSTHILFE: Langsames Kauen von Haselnüssen, Mandeln oder Haferflocken; ein Glas Milch; Oberkörper etwas erhöht im Bett lagern.
MEIDEN: Kaffee, schwarzer Tee, sprudelnde Getränke, Hülsenfrüchte, scharfe und saure Speisen.

Übelkeit und Erbrechen

SYMPTOME: Übelkeit und Erbrechen, vor allem morgens, vor allem im ersten Drittel der Schwangerschaft.
URSACHE: Vermutlich das Hormon HCG, das eine Zeit lang die Verdauungsfunktion durcheinander bringt. Auch psychosoziale Faktoren und Veränderungen im Immunsystem werden beschrieben.

Sympathieschwangerschaft – Couvade-Syndrom

In einer großen Studie in England zeigten vier von fünf werdenden Vätern typische Schwangerschaftsbeschwerden. Beobachtet wurden Müdigkeit, Hungerattacken, heftige seelische Schwankungen, Gewichtszunahmen von durchschnittlich vier Kilogramm und bei einzelnen Männern sogar wehenartige Bauchkrämpfe. Elf Studienteilnehmer mussten ärztlich behandelt werden.

In Fachkreisen wird dieses Phänomen als eine Art evolutionsbiologisches Überbleibsel erklärt und als Couvade-Syndrom (von »couver«, französisch für brüten) bezeichnet. Die Wissenschaftler vermuten, dass weibliche Sexuallockstoffe von der Schwangeren ausgesendet werden, die die Psyche und den Hormonhaushalt des werdenden Vaters beeinflussen. Im Blut wurden das Stresshormon Cortisol und das milchbildende Hormon Prolaktin vermehrt gefunden. Nach der Geburt des Babys sank der Testosteron-Wert. Diese Hormonverschiebungen begünstigen das Brutpflegeverhalten des frischen Vaters. In der Schwangerschaft helfen sie, dass Sie als werdender Vater eine intensive Beziehung zu Ihrem ungeborenen Baby aufbauen und Ihre Partnerin beim Nestbau unterstützen.

SANFTE SELBSTHILFE: Vor dem Aufstehen Zwieback oder ein Stück trockenes Brot essen, Milch in kleinen Schlucken, Ingwertee, Vitamin B (mit Ärztin besprechen), Akupunktur.
MEIDEN: Starke Gerüche, Unterzuckerung.
ZUM ARZT: Bei unstillbarem Erbrechen.

Verstopfung

SYMPTOME: Erschwerte oder zu seltene (weniger als drei Mal in der Woche) Ausscheidung von Stuhlgang.
URSACHE: Wieder sorgen die Hormone Progesteron und Östrogen für die Entspannung der Muskulatur. Dieses Mal der des Darms, der dadurch träger wird und leichter Verstopfungen entwickelt.
SANFTE SELBSTHILFE: Regelmäßige Bewegung, geschroteter Leinsamen mit Joghurt und Obst, viel Wasser trinken, Buttermilch, Vollkornprodukte, Trockenfrüchte, Bauchmassage im Uhrzeigersinn.
MEIDEN: Abführmittel, Einläufe, Bananen, Schokolade und andere Süßigkeiten.

Vena-cava-Syndrom

SYMPTOME: Plötzlicher Blutdruckabfall, Übelkeit, Herzklopfen, Schwindel.
RISIKEN: Für das Baby Gefahr einer Sauerstoffunterversorgung.
URSACHE: Wenn Uterus und Baby im letzten Schwangerschaftsdrittel auf große Gefäße im Bauchraum drücken und so den Rückfluss zu Ihrem Herz behindern, kann das sogenannte »Vena-cava-Syndrom« auftreten.
SANFTE SELBSTHILFE: Bei Symptomen sofort auf die linke Seite legen; falls eine Lagerung auf dem Rücken unverzichtbar ist, den Oberkörper mit Kissen abstützen.
MEIDEN: Rückenlage.

Wadenkrämpfe

SYMPTOME: Ein unwillkürliches Zusammenziehen der Wadenmuskulatur, ohne dass sich diese von alleine wieder entspannt.
URSACHE: Ursachen können Überbelastung, Anämie, Krampfadern oder Magnesium-, Kalzium- und Kaliummangel sein.
SANFTE SELBSTHILFE: Massage der Muskulatur, Wechselduschen, Vollkorn- und Milchprodukte, grünes Freilandgemüse, geschälte Mandeln, Nüsse, Bananen.
MEIDEN: High Heels.

Zahnfleischbluten

SYMPTOME: Das Zahnfleisch ist empfindlicher als gewöhnlich, schwillt leicht an und blutet schnell.
URSACHE: Die hormonelle Umstellung bewirkt eine stärkere Durchblutung und Auflockerung des Zahnfleischs.
SANFTE SELBSTHILFE: Massage mit Fingern oder weicher Zahnbürste mit kleinem Kopf, Zahnseide benutzen, Salbeitee als Mundspülung.
MEIDEN: Saure und stark zuckerhaltige Nahrung.
ZUM ARZT: Bei anhaltenden Beschwerden.

Infektionen und Erkrankungen

Allergie

SYMPTOME: Nasenschleimhäute schwellen in der Schwangerschaft hormonbedingt stärker an.
THERAPIE: Geeignete Antiallergika, um starke Beschwerden zu lindern.
MÖGLICHE FOLGEN: Bei allergischem Schnupfen tritt oft eine Verstärkung, bei allergischen Hautausschlägen oft eine Besserung in der Schwangerschaft auf.
VORBEUGUNG: Bekannte Allergene meiden; ausschließliches Stillen des Babys für sechs Monate und langsame Beikosteinführung mit begleitendem Weiterstillen senkt sein Allergierisiko.

Anämie (Blutarmut; niedriger Eisenwert)

SYMPTOME: Starke Müdigkeit und Erschöpfung, sehr blasse Haut und helle Schleimhäute; Abwehrschwäche gegen Erkrankungen; Schwindel, Bewusstlosigkeit und Atemnot; Auftreten von schwarzen Punkten vor den Augen.
THERAPIE: Wenn der Hb-Wert zu tief absinkt: Die Gabe von Eisenpräparaten, zum Beispiel Floradix®, wenn die Werte nur leicht erniedrigt sind.
RISIKEN: Eine dauerhaft erniedrigte Anzahl roter Blutkörperchen führt zu einem Hämoglobinmangel und in der Folge zu einer Anämie. Eisenhaltiger Blutfarbstoff wird zur Sauerstoffversorgung von Mutter und Kind gebraucht.
VORBEUGUNG: Einer Eisenmangelanämie können Sie vorbeugen, wenn Sie Melasse, Hülsenfrüchte, grünes Blattgemüse, rotes Fleisch und viel Vitamin C zu sich nehmen.

Blasenentzündung

SYMPTOME: Ständiger Harndrang, Brennen und Schmerzen beim Wasserlassen, Blut im Urin, Fieber.
THERAPIE: Bei einer bakteriellen Infektion die Gabe von Antibiotika wie Penicillin und Erythromycin.
URSACHE: Hormonbedingte Auflockerung des Gewebes erhöht die Anfälligkeit für Blasenentzündungen; Bakterien können durch die Harnröhre leichter in die Blase und bis in das Nierenbecken aufsteigen.
RISIKEN: Fehl- oder Frühgeburt des Babys.
VORBEUGUNG: Etwa zwei Liter am Tag trinken; um eine Blaseninfektion durch Darmbakterien zu vermeiden, die Analregion grundsätzlich nach jedem Stuhlgang von vorn nach hinten reinigen.

Bluthochdruck – Hypertonie

SYMPTOME: Meistens unbemerkt; manchmal berichten Schwangere über leichtes Kopfweh; Blutdruckwerte ab 140/90 mm Hg.
THERAPIE: Bei anhaltend hohen Blutdruckwerten werden Medikamente verordnet.
RISIKEN: Veränderungen der Blutgefäße in der Plazenta und an den mütterlichen Organen.
VORBEUGUNG: Nicht möglich.

Beschwerden und Erkrankungen

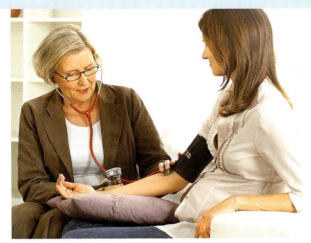

Bei jeder Vorsorgeuntersuchung wird Ihr Blutdruck kontrolliert, um eventuellen Hochdruck frühzeitig zu erkennen.

Chlamydien

SYMPTOME: Oft keine Beschwerden; selten: Juckreiz, Schmerzen beim Wasserlassen, gelblicher Ausfluss.
THERAPIE: Medikamentöse Behandlung der erkrankten Frau und ihres Partners zum Ausschluss wechselseitiger Ansteckung.
RISIKEN: Entzündungen der Eierstöcke und Eileiter, Unfruchtbarkeit, Eileiterschwangerschaft, Früh- oder Fehlgeburt; Gefahr einer Ansteckung des Babys während der Geburt und einer daraus folgenden Augen- und Lungenentzündung beim Baby.
VORBEUGUNG: Ein Test auf Chlamydien gehört zu den routinemäßigen Vorsorgeuntersuchungen; da es sich um eine sexuell übertragbare Krankheit handelt, hilft vorbeugend ein Schutz mit Kondomen.

Depressionen

SYMPTOME: Anhaltende tiefe Niedergeschlagenheit, Ängste, starke Selbstzweifel, ständiges Grübeln über vermeintliche und reale Probleme; Konzentrations- und Schlafstörungen; Antriebslosigkeit, Appetit- und Lustlosigkeit.
THERAPIE: Bei schweren Depressionen sind psychotherapeutische Behandlungen und manchmal die Gabe von Medikamenten notwendig.
RISIKEN: Gleichgültigkeit auch gegenüber Dingen, die sonst Spaß machen; selbstschädigendes Verhalten, das auch dem Baby schaden kann.
VORBEUGUNG: Nicht möglich.

Fieber und Entzündungen

SYMPTOME: Körpertemperatur über 38 °C, oft auch Gliederschmerzen und Kopfweh.
THERAPIE: Zu Anfang der Schwangerschaft bei Temperaturen bis 38,5 °C Hausmittel wie Wadenwickel, Baden in lauwarmem Wasser, kalte Getränke und leichte Kleidung. Bei Fieber über 38,5 °C kann 500 Milligramm Paracetamol bis zum Ende der Schwangerschaft oder 400 Milligramm Ibuprofen bis zur 30. Schwangerschaftswoche (!) genommen werden. Dauert das Fieber länger als zwei Tage, muss die Ursache in jedem Fall ärztlich abgeklärt werden!
RISIKEN: Schwere Infektionen mit und ohne Fieber können Wehen und darüber hinaus Fehl- oder Frühgeburten auslösen.

BESCHWERDEN UND BESONDERE UMSTÄNDE

Gestose (Präeklampsie)

SYMPTOME: Wassereinlagerungen (Ödeme), Bluthochdruck und/oder Eiweiß im Urin, Schmerzen in der Bauchregion und Übelkeit meistens um die 28. Woche.

THERAPIE: Eine erfolgreiche Behandlung ist verbunden mit Schonung, unter Umständen konsequenter Bettruhe und Beendigung der beruflichen Arbeit. Bei Verschlimmerung: Klinikaufnahme mit intensiver Überwachung von Mutter und Kind, Medikamente; eventuell vorzeitige Geburtseinleitung.

RISIKEN: Lebensgefahr für Mutter und Kind, wenn sich eine Präklampsie oder sogar Eklampsie mit Krämpfen und Bewusstlosigkeit entwickelt.

VORBEUGUNG: Schonung; ausgewogene, eiweißreiche, kalorien-, aber nicht salzarme Ernährung soll gut sein; etwa fünf bis acht Prozent aller Schwangerschaften sind von diesen Komplikationen betroffen.

HELLP-Syndrom (Blutzerfall, erhöhte Leberwerte, nachlassende Blutgerinnung)

SYMPTOME: Kopfschmerzen, Schwindel, Sehstörungen, Übelkeit, Erbrechen und Durchfall sowie starke Oberbauchschmerzen – oft rechts oben unter dem Rippenbogen; sehr hoher Blutdruck (nicht alle Symptome treten gleichzeitig auf); kommt vor allem im letzten Drittel der Schwangerschaft vor.

THERAPIE: Aufnahme in die Intensivabteilung eines großen geburtshilflichen Zentrums mit Neonatologie, Medikamente für Mutter und Baby.

RISIKEN: Leberfunktionsstörungen, Störungen der Blutgerinnung und Lebensgefahr.

VORBEUGUNG: Eigentlich keine Vorbeugung möglich. Schonung, ausgewogene, eiweißreiche, kalorien-, aber nicht salzarme Ernährung soll aber günstig sein (weitere Hinweise siehe Anhang »Krank in der Schwangerschaft«); tritt zirka einmal bei 150 bis 300 Schwangerschaften auf.

Hepatitis

SYMPTOME: Bei Hepatitis A Fieber; bei Hepatitis A oder B Abgeschlagenheit mit Kopfschmerzen, Appetitlosigkeit und Übelkeit; Schmerzen im Bereich des rechten Rippenbogens.

THERAPIE: Bei Infektion der Mutter innerhalb von zwölf Stunden nach Geburt Immunisierung des Babys durch Impfung. Bei Kontakt mit Hepatitis-B-Viren während der Schwangerschaft ist eine passive Immunisierung durch Hepatitis-B-Immunglobulin möglich.

RISIKEN: Frühgeburt; hohes Risiko für eine Ansteckung des Babys, vor allem im letzten Schwangerschaftsdrittel, sowie für einen chronischen Verlauf der Hepatitis B bei fast allen infizierten Neugeborenen und Kindern bis zu einem Jahr.

VORBEUGUNG: Impfung gegen Hepatitis A und B; bei häufig wechselndem Sexualpartner konsequente Verwendung von Kondomen; zur Vermeidung ist ein entsprechender Suchtest verbindlicher Bestandteil der Mutterschaftsvorsorge.

Herpes genitalis

SYMPTOME: Die Herpesviren vom Typ 2 befallen Penis, Vagina und Analbereich; Symptome sind Rötungen, Bläschen und Juckreiz oder Schmerzen; Lymphdrüsenschwellungen und Fieber bei einer Erstinfektion.
THERAPIE: Antivirale Tabletten, Injektionen, Salben.
RISIKEN: Bei einer Erstinfektion der Mutter ist die Ansteckungsgefahr für das Baby sehr hoch; hat es sich infiziert, sind nach der Geburt Fieber, Gelbsucht, Krampfanfälle, Gehirnentzündung und Atemstillstand häufig.
VORBEUGUNG: Vorbeugung vor erneuten Krankheitsausbrüchen durch Stärkung der Abwehrkräfte (gute Ernährung, ausreichender Schlaf und das Vermeiden von Stress).

HIV – Aids

SYMPTOME: Die Symptome einer akuten Infektion mit dem HI-Virus ähneln denen einer Grippe; eine Diagnose der akuten HIV-Infektion kann bis zum Auftreten von Anti-HIV-Antikörpern nur durch den Virusdirektnachweis (PCR) erfolgen.
THERAPIE: Gezielte Behandlung der HIV-Infektion mit antiretroviraler Therapie (Medikamente).
RISIKEN: Schwächung des Immunsystems; bei Nichtbehandeln der Mutter ist eine Übertragung auf das Baby wahrscheinlich.
VORBEUGUNG: Wenn HIV-positive Frauen medikamentös behandelt werden, per Kaiserschnitt entbinden und ihr Kind nicht stillen, liegt die kindliche Infektionsrate bei fünf Prozent; die Verwendung von Kondomen bei häufig wechselnden Sexualpartnern kann eine Ansteckung verhindern; ein Bluttest im Rahmen der Schwangerenvorsorge ist empfehlenswert.

Listeriose

SYMPTOME: Grippeähnliche Symptome wie Fieber, Muskelschmerzen, Hals- und Bindehautentzündungen, Übelkeit und Durchfall; manchmal treten aber auch keine Symptome auf.
THERAPIE: Wird bei Schwangeren und Babys mit Antibiotika behandelt.
RISIKEN: Früh- oder Totgeburten; eine Übertragung auf das Baby kann zu Blutvergiftung sowie Hirnhautentzündung führen.
VORBEUGUNG: Auf den Verzehr von Rohmilchprodukten verzichten, Käserinde vor dem Verzehr abschneiden, kein rohes Fleisch und lange gelagerten Räucherfisch essen; frisches Gemüse und Obst vor dem Essen sehr gründlich waschen und Fleisch immer sehr gut durchgaren.

Pilzinfektion der Vagina

SYMPTOME: Mehr oder weniger ausgeprägter Juckreiz; Brennen; weißlich-krümeliger Ausfluss und Schmerzen beim Sex.
THERAPIE: Cremes und Vaginaltabletten nach Rücksprache mit Ihrer Ärztin.

BESCHWERDEN UND BESONDERE UMSTÄNDE

RISIKEN: Führt unbehandelt bei der Geburt zu einer Übertragung auf das Baby und einer Besiedelung der kindlichen Schleimhäute.
VORBEUGUNG: Auf Slipeinlagen mit Plastikfolie verzichten und Baumwollslips tragen. Zur Intimpflege lauwarmes Wasser und milde Seifenlotion verwenden. Milchsäurestäbchen und joghurtgetränkte Tampons für einige Stunden in der Vagina tragen.

Ringelröteln

SYMPTOME: Rote Wangen, girlandenförmiger Ausschlag am Körper, leichtes Fieber, Müdigkeit, Unwohlsein und Gelenkentzündungen; 25 Prozent der Infizierten zeigen keine Krankheitszeichen; Infektionsrisiko bei 10 von 1000 Schwangeren.
THERAPIE: Bei einem kranken Baby kann über die Nabelvene Blut transfundiert werden, gute Gesundheitschance für das Kind.
RISIKEN: Fehlgeburt; Blutarmut beim Baby und Wasseransammlungen in seinem Bauchraum.
VORBEUGUNG: Falls ein ausgedehnter Kontakt zu kleinen Kindern besteht, kann ein Bluttest zeigen, ob eine Immunität vorliegt. Gegebenenfalls kann ein Beschäftigungsverbot bis zur 20. Schwangerschaftswoche ausgesprochen werden.

Röteln

SYMPTOME: Fieber und Auftreten kleiner roter Flecken im Gesicht und auf dem Rumpf.
THERAPIE: Bei Kontakt mit einer infizierten Person kann durch eine passive Impfung mit einem Immunglobulin versucht werden, eine Infektion zu verhindern.
RISIKEN: Fehlgeburt; Blutarmut beim Baby und Wasseransammlungen in seinem Bauchraum.
VORBEUGUNG: Impfung vor oder nach der Schwangerschaft. Nach Röteln-Kontakt untersuchen lassen.

Schilddrüsenfehlfunktion

SYMPTOME: Bei einer Unterfunktion: schwach und übermäßig schnell ermüdet, Haarausfall, Gewichtszunahme ohne Veränderung der Essgewohnheiten. Bei einer Überfunktion: Nervosität, Durchfall, Schlafstörungen, erhöhter Puls.
THERAPIE: Medikamente nach Absprache mit Ihrer Ärztin, häufigere Kontrolle der Schilddrüsen-Blutwerte in Schwangerschaft und Wochenbett.
RISIKEN: Fehl- und Frühgeburten, Beeinträchtigung der körperlichen und geistigen Entwicklung des Babys.
VORBEUGUNG: Bei Schilddrüsenunterfunktion ausgewogene Ernährung und ausreichende Jodzufuhr.

Schwangerschaftsdiabetes

SYMPTOME: Plötzliche starke Gewichtszunahme, starker Durst, vermehrte Fruchtwassermenge, im Verhältnis zum Schwangerschaftsalter zu großes Baby.
THERAPIE: Oft reicht es aus, weitgehend auf Kohlenhydrate zu verzichten, sich mehr zu bewegen und die Ernährung in der Schwangerschaft umzustellen. Nur in

sehr seltenen Fällen muss eine Schwangere bis zur Geburt Insulin spritzen.
RISIKEN: Frühgeburt; verzögerte Organreife; nach der Geburt Gefahr einer Unterzuckerung des Kindes.
VORBEUGUNG: Auf ein Zuviel an Kohlenhydraten (kein Zucker) verzichten und ausreichende Bewegung. Schwangeren wird zwischen der 24. und 28. Schwangerschaftswoche zu einem Zuckerbelastungstest geraten.

Streptokokken der Gruppe B – GBS
SYMPTOME: Streptokokken besiedeln bei 25 Prozent aller Schwangeren Mund, Vagina, Darm oder Harnröhre – meist ohne Symptome.
THERAPIE: Eine routinemäßig durchgeführte Antibiotikatherapie bei GBS-positiven Schwangeren während der Geburt kann das Infektionsrisiko für das Baby um 90 Prozent senken.
RISIKEN: Harnwegsinfekte und Entzündungen der Eihäute; vorgeburtliche Übertragung von Streptokokken der Gruppe B; Neugeborenensepsis (bei zwei Prozent der reifen Neugeborenen).
VORBEUGUNG: Ein Abstrich aus Vagina und Enddarm wird in der 35. bis 37. Schwangerschaftswoche empfohlen, um eine eventuelle Infektion für das Baby zu verhindern.

Toxoplasmose
SYMPTOME: Erhöhte Temperatur; sonst kaum Krankheitszeichen.
THERAPIE: Eine Infektion des Ungeborenen muss mit Antibiotika behandelt werden.
RISIKEN: Früh- oder Totgeburt; schwere Schäden am Zentralnervensystem und an den Augen, die bei infizierten Kindern noch Monate und Jahre nach der Geburt auftreten können.
VORBEUGUNG: Etwa 40 Prozent aller Schwangeren haben bereits Antikörper gegen Toxoplasmose im Blut. Falls keine Immunität vorliegt, besser nur gut durchgeräucherte, durchgebratene oder gekochte Wurst- und Fleischwaren essen. Salate, Gemüse und Obst gründlich waschen (Seite 108).

Zytomegalie
SYMPTOME: Leichte Krankheitszeichen, die einer Erkältung ähneln.
THERAPIE: Keine wissenschaftlich abgesicherte Behandlungsmöglichkeit. Babys, die sich im Mutterleib infiziert haben, kommen meist gesund zur Welt.
RISIKEN: Falls das Virus zu Erkrankungen oder Fehlbildungen beim Baby führt, betreffen diese vor allem das Nervensystem. Spätfolgen der seltenen Infektion können daher körperlich-geistige Entwicklungsstörungen sein.
VORBEUGUNG: Hygiene, häufiges Händewaschen ist die wichtigste Vorbeugungsmaßnahme. Schwangere Erzieherinnen ohne Zytomegalie-Antikörper dürfen deshalb nicht mehr arbeiten, wenn sie während ihrer Arbeit Kinder wickeln müssen.

Mehrlinge – zwei, drei ...

Mehrlingsschwangerschaften sind weit häufiger, als man denkt, und nehmen seit einigen Jahren kontinuierlich zu. In Deutschland wurden seit 2008 von Jahr zu Jahr mehr Mehrlingskinder geboren. Inzwischen sind 35 von 1000 geborenen Kindern Mehrlinge. Eine steigende Anzahl von Schwangerschaften nach Kinderwunschbehandlung mit Hormontherapien und dem Einsetzen mehrerer befruchteter Eizellen in die Gebärmutter im Rahmen der In-Vitro-Fertilisation führen zu dieser neuen Entwicklung.

Meist entdeckt die Ärztin das Vorliegen einer Zwillingsschwangerschaft schon recht früh beim ersten Ultraschall. Bevor es diese technischen Möglichkeiten gab, war eine Zwillingsschwangerschaft nur durch einen besonders schnell wachsenden Bauch und auffallend starke Beschwerden erkennbar.

Werden die Babys gut versorgt?

Wenn die Zwillinge getrennte Fruchthöhlen haben, sind diese schon früh gut sichtbar. Ob es sich um eineiige Zwillinge mit gemeinsamer Fruchthöhle handelt, lässt sich am besten zwischen der achten und zwölften Schwangerschaftswoche feststellen. Diese Schwangerschaften werden besonders genau untersucht, da zwischen den beiden Babys eine Gefäßverbindung über die Plazenta existieren kann. Diese gemeinsame Verbindung kann dazu führen, dass ein Zwilling über den anderen mit Blut versorgt wird und sich die beiden dadurch sehr unterschiedlich entwickeln (fetofetales Transfusionssyndrom).

Die körperliche Belastung

Eine Mehrlingsschwangerschaft bedeutet in vieler Hinsicht eine höhere körperliche Beanspruchung. Wirbelsäule, Beine und Beckenboden müssen eine stärkere Belastung aushalten. Und auch Bindegewebe, Haut und Muskulatur werden in weit größerem Ausmaß in Anspruch genommen als bei nur einem Kind. Auch Schwangerschaftsbeschwerden wie Übelkeit, Verstopfung und Ödeme treten häufiger auf.

- Achten Sie jetzt ganz besonders auf Ihren Körper und überanstrengen Sie sich nicht.
- Machen Sie von Beginn der Schwangerschaft an Beckenbodengymnastik, damit Ihre Muskulatur der zunehmenden Belastung gewachsen ist.
- Massieren Sie Bauch, Brust und Hüften regelmäßig mit etwas Öl. Das hilft, die Haut und das Bindegewebe elastisch zu halten.
- Eine nährstoffreiche Ernährung ist jetzt besonders wichtig.

Mehrlinge – zwei, drei ...

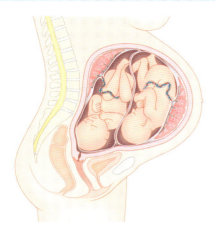

Beide Zwillinge haben eine für die Geburt optimale Position eingenommen.

- Die Wahrscheinlichkeit vorzeitiger Wehen ist bei Mehrlingsschwangerschaften erhöht. Vermeiden Sie daher körperliche Anstrengungen und Stress, vor allem im letzten Drittel der Schwangerschaft.

Risiko Mehrlingsschwangerschaft

Mehrlingsschwangerschaften gelten unter medizinischen Gesichtspunkten immer als »riskant«. Aus diesem Grund finden die Vorsorgeuntersuchungen häufiger statt als bei einer Schwangerschaft mit nur einem Kind. Mehrlinge kommen meist vor dem errechneten Geburtstermin zur Welt. Die mittlere Schwangerschaftsdauer beträgt bei Zwillingen 37 Wochen und bei Drillingen oft noch weniger. Ein geringeres Geburtsgewicht als bei einem Einling ist daher völlig normal.

Bei der Geburt von Mehrlingen wird meist zu einer Klinikgeburt geraten, damit bei Komplikationen schnell geholfen werden kann. Suchen Sie sich ein Perinatalzentrum oder ein neonatologisches Zentrum für Frühgeborene als Geburtsklinik aus, auch wenn Zwillinge nach einer unkomplizierten Schwangerschaft grundsätzlich auf natürlichem Weg zur Welt kommen können. Wenn Sie Drillinge erwarten, raten alle medizinischen Helfer zum geplanten Kaiserschnitt (Seite 166).

In Deutschland beginnt der Mutterschutz bei Mehrlingen sechs Wochen vor der Geburt und endet erst zwölf anstelle von acht Wochen nach der Geburt.

Die neue Aufgabe meistern

Ein reicher Kindersegen bedeutet für Sie leider auch eine größere finanzielle Belastung. Informieren Sie sich über Ansprüche auf staatliche Leistungen wie Mutterschafts- und Elterngeld. Ihnen steht bei Mehrlingen mehr Elterngeld zu. In besonderen Notlagen können Sie finanzielle Unterstützung über die »Bundesstiftung Mutter und Kind« beantragen (Seite 143). Sie erhalten Informationen zu allen infrage kommenden Leistungen und anderen Formen der Unterstützung in Schwangerschaftsberatungsstellen. In vielen Städten und im Internet gibt es Selbsthilfegruppen für Mehrlingseltern. Hier finden Sie neben praktischen Tipps und Gelegenheiten zum Erfahrungsaustausch auch günstige Angebote für spezielle Umstandsmode, Zwillingskinderwagen und vieles mehr.

BESCHWERDEN UND BESONDERE UMSTÄNDE

Frühgeborene Babys

Etwa fünf bis zehn Prozent der Babys in unserer Region kommen zu früh zur Welt. Frühgeborene haben heute glücklicherweise sehr viel bessere Überlebenschancen als noch vor zehn Jahren. Ein Baby gilt als eine Frühgeburt, wenn es früher als drei Wochen vor dem errechneten Termin geboren wird.

Wenn eine drohende Frühgeburt rechtzeitig erkannt wird, kann sie verhindert oder wenigstens verzögert werden: Bei schmerzhaftem Ziehen im Unterbauch oder im unteren Rücken legen Sie Ihre Hand auf die Gebärmutter und fühlen Sie, ob diese gleichzeitig mit dem Ziehen hart wird. Trinken Sie ein Glas Wasser. Legen Sie sich hin und spüren Sie, ob das Ziehen abklingt. Wenn das Ziehen nicht abklingt, und wenn sich die Abstände zwischen diesem Ziehen verkürzen, fahren Sie sofort in eine Klinik. Wenn Sie noch nicht in der 37. Schwangerschaftswoche sind, versuchen Sie, eine Klinik mit einer Frühgeborenenabteilung zu erreichen. Falls die Wehen noch nicht so stark sind, versuchen die medizinischen Helfer meist, den Geburtsprozess noch ein wenig aufzuhalten. Manchmal hilft Liegen oder die Gabe von wehenhemmenden Medikamenten. Außerdem kann die Gabe von Medikamenten die Lungenreifung bei Ihrem Kind fördern. Falls die Geburtswehen eingesetzt haben, kann nichts sie mehr wirklich bremsen. Aber durch die Fortschritte in der Neugeborenen-Intensivmedizin verbessern sich die Behandlungsmöglichkeiten von frühgeborenen Kindern immer weiter. Frühgeborene lösen bei Eltern durch den extremen Einsatz medizinischer Technik Ängste und große Unsicherheit aus. Denken Sie daran, dass Ihr Baby nun noch eine ganze Zeit klinische Unterstützung braucht, bevor es sich alleine kräftig und gesund entwickeln kann. Lassen Sie sich von den Kinderkrankenschwestern zeigen, wie Sie Ihrem Kind helfen können.

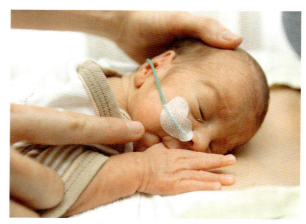

Ihrem Frühgeborenen werden Ihre Anwesenheit, Ihre Stimme und sanfte Berührungen guttun.

Fehlgeburten, Sternenkinder

In Deutschland liegt die Rate von Babys, die zwischen der 12. und 25. Schwangerschaftswoche geboren werden, bei 1,5 bis 3 Prozent. Babys, die vor oder während der Geburt sterben, aber schon über 500 Gramm wiegen, gelten als Totgeburten. Für sie wird eine Sterbeurkunde ausgestellt und sie müssen beerdigt werden. Bei einem Gewicht unter 500 Gramm wird von einer Fehlgeburt gesprochen.

Obwohl meistens keine Ursache für den Tod des Babys ermittelt werden kann, gelten folgende Gründe als häufigste Auslöser:
- angeborene starke Fehlbildungen
- gesundheitliche Probleme der Mutter
- Infektionen zwischen der 24. und 27. Schwangerschaftswoche
- Fehlfunktion der Plazenta
- Komplikationen der Nabelschnur

Die Geburt eines toten Babys erfolgt meist auf natürlichem Weg. Ihnen wird empfohlen, die Wehen in einer Klinik einleiten zu lassen. Es kann bis zu drei Tage dauern, bis sich ausreichend starke Wehen bilden. Die Geburt selber geht dann aber sehr rasch. In den meisten Fällen können Sie mit Ihrem Partner in einem normalen Krankenzimmer auf die Geburt warten und müssen nicht in den Kreißsaal.

Wenn Ihr Baby geboren wurde, wird es angezogen in ein kleines Körbchen gelegt. Dann haben Sie die Möglichkeit, sich persönlich von Ihrem kleinen Sternenkind zu verabschieden. Auch wenn es schwerfällt: Die Erfahrung zeigt, dass es Eltern hilft, wenn sie diesen Abschied zulassen. Oft wird in der Trauer der nächsten Monate dieser Augenblick sonst schmerzlich vermisst. Für die Verabschiedung besteht kein Zeitdruck, sie ist auch noch einige Tage nach dem Klinikaufenthalt möglich. Totgeborene Kinder werden bis zu einer individuellen oder gemeinschaftlichen Bestattung aufbewahrt. Nicht alle Eltern von Sternenkindern haben einen Platz auf dem Friedhof, an dem sie ungestört trauern können. Schaffen Sie sich solch einen Platz. Er kann in Ihrem Zuhause, im eigenen Garten oder in der freien Natur sein.

Geben Sie Ihrem Kind einen Namen. Ganz egal, wie klein es vielleicht ist. In vielen Kliniken wird für die Eltern eine kleine Mappe mit einem Foto und einem Fußabdruck des Babys zusammengestellt.

Ihnen steht nach der Geburt Hebammenhilfe zu, egal in welchem Schwangerschaftsalter das Baby geboren wurde. Holen Sie sich alle Hilfe, die Sie benötigen. Dazu kann ein Seelsorger oder auch eine psychosoziale Beratung gehören. In vielen Regionen gibt es für früh verwaiste Eltern Selbsthilfegruppen.

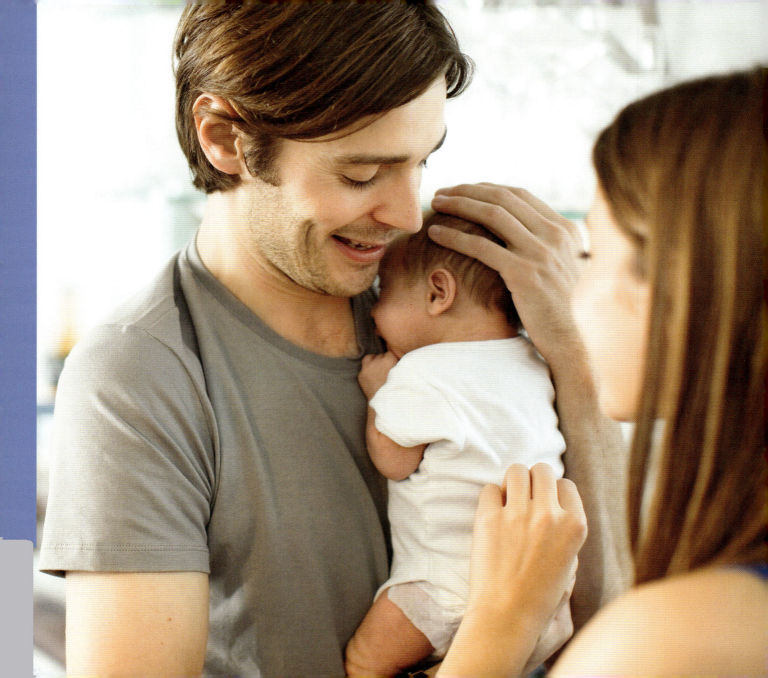

EINE FAMILIE ENTSTEHT

Die Familie wird größer......................... 140	**Das Baby willkommen heißen**................ 144
Vater werden 140	Was Mutter und Baby guttut 144
Geschwister vorbereiten 141	Wie soll es heißen?............................... 145
Das Glück, wenn Großeltern da sind..... 142	
Alleinerziehend..................................... 143	

EINE FAMILIE ENTSTEHT

Die Familie wird größer

Vater werden

Vater zu werden gehört zu den eindrücklichsten Erfahrungen im Leben. Manche reagieren überrascht oder sogar geschockt auf die »frohe Botschaft«, andere haben schon mit ihrer Partnerin darauf gewartet, sind stolz und freuen sich. Mit dem Wissen, dass das bisherige Leben sich für immer verändern wird, ist ein Gefühlschaos verständlich. Die große Tragweite der Veränderung, aber auch eine gewisse Unsicherheit über das, was kommen mag und wie alles zu schaffen sein wird, stehen oft am Anfang der Auseinandersetzung mit der Schwangerschaft.

Es ist sehr wichtig, innerhalb der Partnerschaft von Anfang an offen über alle Gefühle – auch die zweifelnden! – zu sprechen. Auch die Frau lebt in einer Zeit rasanter Veränderungen und braucht die Gespräche, um gemeinsam mit ihrem Partner einen Plan für die Zukunft mit dem Baby zu entwickeln.

Oft dauert es bei Männern und Frauen unterschiedlich lang, bis sie klar sehen und wissen, wie sie ihr weiteres Leben gestalten möchten. Bleiben Sie im Gespräch und gestatten Sie sich unterschiedliche Sichtweisen darüber, wie Sie die Aufgaben in der Familie aufteilen und Ihre »eigenen Freiheiten«, Ihr Berufsleben oder Ihre Ausbildung regeln möchten. Sie haben Zeit für ausführliche Diskussionen und Verhandlungen, die Schwangerschaft dauert ja zum Glück einige Monate.

Wenn Sie Ihrer Partnerin ein Gefühl der Sicherheit geben und es schaffen, offen über Ihre Gedanken und Gefühle zu sprechen, haben Sie bereits einen wichtigen Grundstein für eine glückliche Familie gelegt.

An der Schwangerschaft Anteil nehmen

Wenn Sie an allem interessiert sind, was mit der Schwangerschaft und der Geburt des Babys zu tun hat, werden Sie bei Vorsorgeuntersuchungen, der Wahl des Geburtsortes und bei Geburtsvorbereitungskursen einer sehr weiblich geprägten Welt begegnen. Zum Glück gibt es an einigen Kliniken und in großen Städten Orte, an denen werdende Väter sich treffen und mit Gleichgesinnten Erfahrungen austauschen können. Schauen Sie nach Väterzentren oder Kursen, bei denen es spezielle Treffen für Männer allein gibt.

Sie können Ihre Partnerin in der Schwangerschaft und bei der Geburt wirklich unterstützen, wenn Sie sie zu Vorsorgeuntersuchungen, Ultraschallterminen und einzelnen Kurstreffen begleiten. Für Ihre Fragen wird dort mit Sicherheit Zeit sein.

Ab der 22. bis 24. Schwangerschaftswoche können Sie die Bewegungen Ihres Babys fühlen, mit ihm reden oder ihm etwas vorsingen. Lassen Sie sich von Ihrer Hebamme oder der Ärztin zeigen, wie Ihr Baby im Bauch liegt, und tasten Sie zu Hause danach. Sie können ab der 30. Schwangerschaftswoche die Herztöne des Babys hören. Legen Sie dazu Ihr Ohr unterhalb des Bauchnabels auf den Bauch Ihrer Partnerin. Das Herz eines Babys schlägt doppelt so schnell wie Ihr eigenes. Wenn Sie Ihre Partnerin zur Geburt begleiten, was 90 Prozent der Väter tun, besuchen Sie einen Kurs, damit Sie wissen, was am Geburtsort auf Sie zukommt.

Geschwister vorbereiten

Es ist sehr wichtig, Ihre erstgeborenen Kinder frühzeitig in die Vorbereitungen für das neue Baby einzubeziehen. Denn auch im Leben Ihrer größeren Kinder bedeutet ein weiteres Familienmitglied ebenso wie bei Ihnen selbst eine enorme Veränderung. Besorgen Sie daher ein kleines Geschenk, das Ihr Baby für die größeren Kinder »mitbringt«, wenn Sie beide nach der Geburt nach Hause kommen.

Kleine Kinder

Erzählen Sie auch einem ein oder zwei Jahre alten Kind vom neuen Baby. Alle Kinder nehmen die Erwartung und Veränderung in der Familie wahr und sind dankbar für Erklärungen. Vielleicht warten Sie bei den ganz Kleinen etwas mit der Neuigkeit, weil sie doch sehr oft von Ungeduld geplagt werden, wenn es noch soo lange dauert. Besuchen Sie Familien mit mehreren Kindern,

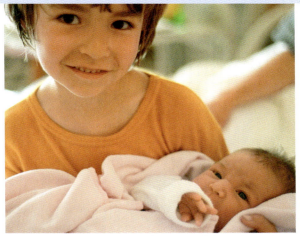

Erlauben Sie den großen Geschwistern, sich um das Baby zu kümmern, damit die Eifersucht sich in Grenzen hält.

damit die Realität leichter erlebbar wird. Schauen Sie Bilderbücher an, die zeigen, wie ein Baby in die Familie kommt. Besonders beliebt bei Kleinen ist das Anschauen der eigenen Babyfotos.

Ältere Kinder

Ältere Kinder interessieren sich durchaus dafür, wie ein Baby im Mutterleib wächst und sich entwickelt und auch dafür, wie es in den Bauch hineingekommen ist. Sie besorgen gern gemeinsam mit Ihnen Babykleidung, sortieren selbst (wichtig!) ihre alten Spielsachen für das Baby aus und hören sich an, wo sie hingehen werden, wenn es mit der Geburt losgeht. Sie packen ihren Rucksack selbst (wichtig!) für diesen spannenden Ausflug ohne Mama und Papa.

EINE FAMILIE ENTSTEHT

Ihre Gefühle können sie deutlicher ausdrücken als die Kleinen: Häufig in Form von totalem Desinteresse oder dem Rütteln an allen bisher definierten Grenzen im Alltag. Bleiben Sie geduldig und liebevoll. Kuscheln Sie einfach besonders viel und sagen Sie Ihren Kindern, wie lieb Sie sie haben. Besorgen Sie eine Babypuppe zum Üben und überlegen Sie, welche geliebte Bezugsperson für die Älteren da sein kann, wenn Entlastung in Form von Zoobesuchen oder Spielplatztoben für den Familienfrieden gebraucht wird.

Teenager

Bei Geschwistern im Teenageralter ist die Ankunft eines Babys besonders problematisch. Wie konnte es möglich sein, dass die Eltern trotz ihres hohen Alters offensichtlich noch Sex hatten? Das Thema Liebe und Sex wird in diesem Alter zwar lieber mit Freunden und Freundinnen besprochen, aber wenn die Ankunft eines Geschwisterchens schon einmal Fakt ist, nutzen Sie die Gelegenheit, auf alle Fragen einzugehen. Seien Sie geduldig, ehrlich und besonders tapfer und diskutieren Sie alles bis zum Ende. Auch wenn Sie manchmal vor Wut platzen könnten (wie Ihre Teenies) – Ihre Großen müssen immer wieder hören, wie lieb Sie sie haben und dass auch noch Zeit für sie vorhanden sein wird!

Das Glück, wenn Großeltern da sind

In der Betreuungsstudie des Deutschen Jugendinstituts wird beschrieben, dass jedes dritte Kind im Alter bis zu drei Jahren mindestens einmal in der Woche mehrere Stunden bei Oma oder Opa verbringt. Mit diesem Wissen hätten wir in diesem Land ein Problem ohne den Einsatz der Großeltern. Immer mehr Mütter wollen oder müssen nach der Elternzeit früh zurück in den Job gehen, Krippen für Kleine und Hortplätze sind rar oder unbezahlbar und so kommen die Großeltern zum Einsatz.

Die Beziehung zwischen Großeltern und Enkelkindern ist immer etwas Besonderes. Kinder erfahren durch Oma und Opa viel über ihre Herkunft – und dass ihre Eltern auch einmal klein waren und Unsinn angestellt haben. Studien ergaben, dass Kinder, die regelmäßig von Großeltern betreut werden, einen umfangreicheren Wortschatz, bessere Schulnoten und ein gutes Sozialverhalten haben.

Oft sind Großeltern mit ihren Enkeln weniger streng als die Eltern. Enkelkinder müssen nicht erzogen werden, verwöhnen steht auf dem Programm. Stimmen Sie sich mit Ihren Eltern oder Schwiegereltern über die grundsätzlichen Erziehungsfragen ab. Es ist aber wirklich kein Drama, wenn die Regeln der Großeltern nicht genau die Ihren sind. Schon Babys können verstehen, dass bei den Großeltern andere Regeln gelten als bei den Eltern. Seit Januar 2009 besteht Elternzeit-Anspruch für Großeltern, wenn sie minderjährige oder in der Schule beziehungsweise Ausbildung befindliche Kinder haben, die Eltern geworden sind. Die Großelternzeit kann beim Arbeitgeber beantragt werden.

Alleinerziehend

Wenn Sie sich ohne einen Partner, mit dem Sie zusammen leben, für ein Baby entscheiden oder sich im Verlauf Ihrer Schwangerschaft abzeichnet, dass Sie diesen Weg allein gehen müssen, sind Zukunfts- und auch Existenzängste unumgänglich. Reden Sie mit Freundinnen, Ihrer Familie und gestatten Sie sich Unterstützung in kostenlosen Schwangerschaftsberatungsstellen. Dort können Perspektiven für die Organisation und Finanzierung eines Lebens mit Baby gefunden werden. Alleinerziehende haben, sofern der andere Elternteil seiner Unterhaltspflicht nicht oder nur unregelmäßig nachkommt, für Kinder unter zwölf Jahren Anspruch auf Unterhaltsvorschuss. Der Unterhaltsvorschuss ist auf 72 Monate begrenzt und beträgt 133 Euro für Kinder bis zur Vollendung des sechsten Lebensjahres. Danach liegt er bei 180 Euro.

Hilfreich ist es, sich frühzeitig ein Netzwerk aus Verwandten, Freundinnen und Freunden aufzubauen, die, wenn nötig, zur Verfügung stehen. Es kann auch angenehm sein, wenn Sie bei der Geburt eine Begleitung haben. Diese Person kann Sie vielleicht auch zum Geburtsvorbereitungskurs begleiten. Wunderbar wäre es auch, wenn sie zu einigen Vorsorgeuntersuchungen mitkommen würde. Sollte sich keine geeignete Begleitperson zur Geburt finden, ist vielleicht eine Beleghebamme, die Sie während der Schwangerschaft, der gesamten Geburt und im Wochenbett individuell betreut, die richtige Lösung für Sie.

Finanzielle Notlagen

Falls Sie sich in einer finanziellen Notlage befinden, hilft unter Umständen die Bundesstiftung »Mutter und Kind«. Die Stiftung hilft jährlich 150.000 Frauen mit Zuschüssen für Schwangerschaftskleidung, Babyerstausstattung, Weiterführung des Haushalts, Wohnung und Einrichtung und der Betreuung des Kleinkindes. Um die Hilfe in Anspruch nehmen zu können, müssen folgende Bedingungen erfüllt sein:
- Sie haben Ihren Wohnsitz in Deutschland und besitzen einen Mutterpass.
- Sie wenden sich noch vor der Geburt an eine Schwangerenberatungsstelle, lassen sich beraten und beantragen die Hilfe der Bundesstiftung.
- Sie befinden sich in einer Notlage. Dazu muss die Beratungsstelle Ihre Einkommensverhältnisse prüfen. Zuschüsse der Bundesstiftung sind möglich, wenn andere Sozialleistungen nicht ausreichen.

Die Hilfe wird nicht bei der Bundesstiftung selbst, sondern über die Schwangerenberatungsstellen beantragt. Hierzu gehören unter anderem Arbeiterwohlfahrt, Caritas, Deutscher Paritätischer Wohlfahrtsverband, Deutsches Rotes Kreuz, Diakonisches Werk, donum vitae und Pro Familia.

Das Baby willkommen heißen

Wenn die Ankunft des Babys in einer freundlichen Atmosphäre vorbereitet wird, gelingt das Zusammenwachsen der neuen Familie um ein Vieles leichter. Werdende Eltern und Geschwisterkinder, die schon vor der Geburt Kontakt zum Ungeborenen aufnehmen, können dem neugeborenen Baby mit mehr Herzlichkeit und Liebe entgegentreten.

Erreicht werden kann ein Neugeborenes vor allem über seine Sinne. Zunächst entwickelt sich der Hautsinn. Die Haut ist unser größtes Sinnesorgan, dient zur Abgrenzung, als Hülle und als Kontaktorgan. Das Baby spürt Berührung und Bewegung, da sich auch der Gleichgewichtssinn früh ausbildet.

Platz drei nimmt der Gehörssinn ein. Lange bevor ein kleiner Mensch das Licht der Welt erblickt, lebt er in der Klangwelt des Mutterleibs. Der Herzschlag und die Stimme der Mutter, des Vaters und der Geschwister prägen seine ersten Wahrnehmungen und teilen ihm viel mit über die Welt, in die er geboren wird.

Was Mutter und Baby guttut

Das Beste, was Sie für Ihr Baby tun können, ist, ihm ein freundliches und liebevolles Zuhause zu geben. Damit können Sie schon jetzt beginnen. Es gibt eine Vielzahl von Methoden zur Körperwahrnehmung, die Sie während der Schwangerschaft einsetzen können, um mit Ihrem Baby Kontakt aufzunehmen. Dazu gehören:

- täglich 20 Minuten entspannen und die Aufmerksamkeit auf das Baby richten
- mindestens zweimal in der Woche 30 Minuten lang klassische Musik hören
- Tagebuch führen (um Klarheit über die eigenen Gefühle zu gewinnen)
- dem Baby täglich ein oder zwei Lieder vorsingen und dazu sanft tanzen

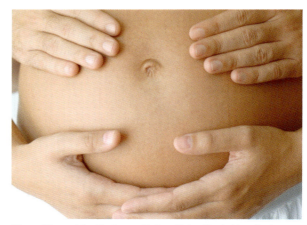

Wenn Sie und Ihr Partner mit dem Baby Kontakt aufnehmen, können Sie schon vor der Geburt starke Bande knüpfen.

Das Baby willkommen heißen

- bei Kindsbewegungen den Bauch sanft streichen, die Stellen großflächig kreisförmig massieren und dabei mit dem Baby sprechen
- das Baby im Bauch vom siebten Monat an zweimal pro Woche vom Kopf bis zu den Zehen streicheln und es durch Stupsen zum Spielen einladen

Wie soll es heißen?

Der Vorname

Der Vorname Ihres Babys ist sein Begleiter durch das gesamte Leben. Es wird ihn ungezählte Male in allen Ton- und Gemütslagen hören. In Deutschland ist vieles zwar durch Gesetze und Verordnungen eingeschränkt, aber es gibt keine gesetzliche Grundlage für die Vergabe von Vornamen. Bei einem ungewöhnlichen Namenswunsch sind Sie allerdings auf das Wohlwollen von Standesbeamten und Richtern angewiesen. Es dürfen maximal fünf Namen benannt werden. Begründet wird diese Regel damit, dass sich Ihr Kind seine Namen später in korrekter Schreibweise und in der richtigen Reihenfolge merken muss.

Aus dem Vornamen Ihres Kindes muss das Geschlecht eindeutig hervorgehen. Wenn ein Name sowohl für Jungen als auch für Mädchen gebräuchlich ist, muss ein zweiter eindeutiger Name hinzugefügt werden. Können die Eltern nachweisen, dass der gewünschte Name bereits in anderen Ländern geläufig ist, so kann er in Deutschland ebenfalls eingetragen werden. In den allermeisten Fällen werden die Kinder bereits mit ihrem Vornamen angemeldet. Wenn es Unklarheiten gibt, der gewählte Name beispielsweise nicht zulässig ist oder die Eltern sich noch nicht auf einen Namen einigen konnten, ist eine Anmeldung des Kindes auch ohne Vornamen gestattet. Der Vorname muss dann innerhalb eines Monats nachgereicht werden.

Der Nachname

Beim Nachnamen gibt es folgende Vorschriften: Ein neugeborenes Kind erhält als Nachnamen den Ehenamen der Eltern. Sie können einen gemeinsamen Familiennamen bestimmen, der amtlich als »Ehename« bezeichnet wird. Haben Sie keinen solchen Ehenamen für sich definiert, muss unterschieden werden:

- Steht Ihnen ein gemeinsames Sorgerecht zu, haben Sie im gegenseitigen Einvernehmen den Familiennamen des Kindes gegenüber dem Standesbeamten zu bestimmen, wobei Sie den Namen des Vaters oder der Mutter wählen können – ein aus Ihren Nachnamen gebildeter Doppelname ist nicht möglich.
- Treffen die Eltern binnen eines Monats keine Entscheidung, überträgt das Familiengericht einem Elternteil das Bestimmungsrecht.
- Die Bestimmung des Familiennamens gilt auch für weitere gemeinsame Kinder.
- Hat ein Elternteil das alleinige Sorgerecht und keinen gemeinsamen Familiennamen, erhält das Kind den Namen des Sorgeberechtigten, den dieser zum Zeitpunkt der Geburt führt.

145

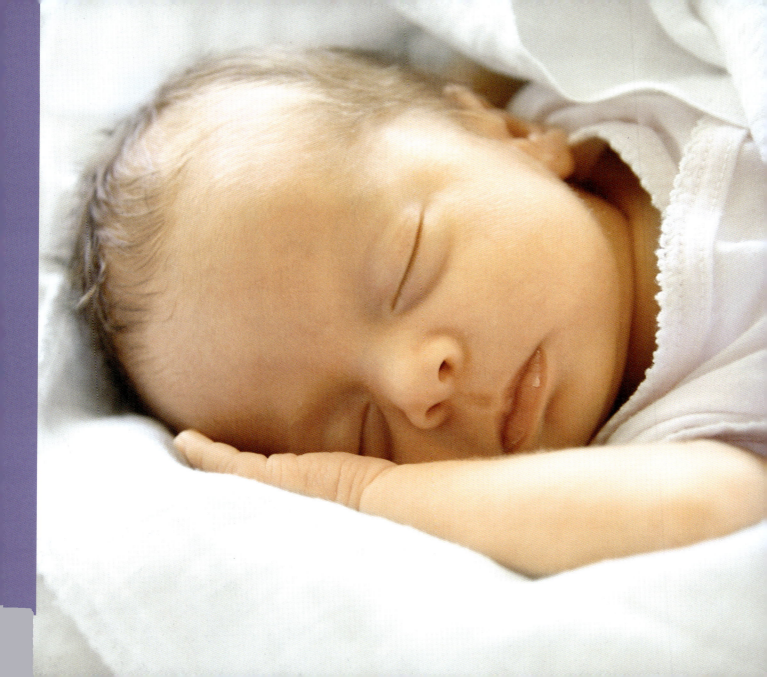

GEBURTSVORBEREITUNG UND GEBURT

Der passende Geburtsort 148
    Die Klinik – Im Hebammenkreißsaal 148
    Gebären im Geburtshaus – Hausgeburt 149
Wie soll unser Kind zur Welt kommen? 150
    Wann eine Klinikgeburt sinnvoll ist 150
    Wohltuend: Wassergeburt 151
Letzte Vorbereitungen 152
    Für die Geburt – Fürs Wochenbett in der Klinik –
    Fürs Baby 152
    Stillvorbereitung 153
Die Geburt kündigt sich an 154
    Wehen – Blasensprung 154
    Nun aber los! – Die Aufnahme am Geburtsort 155
Die einzelnen Phasen der Geburt 156
    Die Eröffnungsphase 156
    Die Übergangsphase – Austreibungsphase
    und Geburt 158
    Die Nachgeburtsphase 159
Die Geburt unterstützen 160
    Was kann die Begleitperson tun? 161
    Hilfreich: Unterstützung durch den Atem 161

Günstige Positionen für die Geburt 162
    Brust-Knie-Position 162
    Gestützte Hocke – Liegen auf dem Rücken –
    Sitzen – Auf der Seite liegen –
    Unterstütztes Knien 163
Unterstützte Geburten 164
    Medikamentöse Geburtseinleitung 164
    Schmerzerleichterung – Leitungsanästhesien 164
    Saugglocken- oder Zangengeburt – Dammschnitt ... 165
Kaiserschnitt 166
    Der Ablauf 166
    Wunschkaiserschnitt 167
Unser Baby ist da! 168
    Erste Bande knüpfen 168
    Das erste Anlegen 168
    Kleine Stolpersteine überwinden 168
    Eine erste Bindung herstellen 169
Die ersten Untersuchungen und Tests 170
    Alleine atmen – Apgar-Test 170
    pH-Wert – Die erste Vorsorgeuntersuchung –
    Vitamin K – Augenprophylaxe 171

Der passende Geburtsort

Die Wahl des für Sie richtigen Geburtsortes hängt von Ihren persönlichen Vorlieben, vom Verlauf der Schwangerschaft und natürlich von den Wahlmöglichkeiten in Ihrer Region ab. Erkundigen Sie sich nach Informationsveranstaltungen der einzelnen Einrichtungen und sprechen Sie mit Hebamme und Ärztin über Ihre Wünsche und Vorstellungen.

Die Klinik

In Kliniken erwarten Sie Strukturen und Betreuungsteams, die sich auf alle medizinischen Notwendigkeiten einstellen können. Wenn eine Neugeborenen-Intensivstation und eine Kinderklinik an Ihre Geburtsklinik angegliedert sind, spricht man von einem Perinatalzentrum. In einem solchen Zentrum kann auch ein ganz voreiliges Baby, das vor der 38. Schwangerschaftswoche geboren wird, gut versorgt werden. Wenn Sie ohne die Begleitung einer Beleghebamme (Seite 78) zur Geburt kommen, müssen Sie sich im Rahmen eines 8- bis 24-Stunden-Schichtdienstes auf wechselndes Personal einstellen. Das hat aber auch den Vorteil, dass Sie bei langen Geburten von ausgeschlafenen Menschen mit frischen Ideen unterstützt werden.

Je nach Ihren Wünschen können Sie die Klinik nach einer unproblematisch verlaufenen Geburt nach vier Stunden verlassen oder drei bis fünf Tage dort mit Ihrem Baby verbringen. Bei einer Kaiserschnittgeburt kann sich der Aufenthalt manchmal um einige Tage verlängern. In vielen Kliniken werden Familienzimmer angeboten. Dort können Vater und Mutter gemeinsam Tag und Nacht verbringen und ihr Baby bestaunen.

Im Hebammenkreißsaal

In Hebammenkreißsälen, die inzwischen vielen Kliniken angegliedert sind, können Sie unter der alleinigen Betreuung einer Hebamme Ihr Baby zur Welt bringen. Ziel dieses Modells ist es, Sie ohne unnötige medizinische Eingriffe und mit einem 1:1-Betreuungsschlüssel zu begleiten. Die Vorteile liegen auf der Hand: Sie lernen die Hebammen schon während der Schwangerschaft gut kennen, während der Geburt können Sie sich im Notfall auf schnelle ärztliche Hilfe verlassen und auch im Wochenbett übernimmt eine vertraute Hebamme die Betreuung. Die Voraussetzung für eine Geburt im Hebammenkreißsaal ist ein normaler Schwangerschaftsverlauf ohne absehbare Risiken für die Geburt.
In einigen europäischen Ländern wird dieses Geburtsmodell schon seit zwölf Jahren angeboten und ist gut ausgewertet. Ungefähr 90 Prozent der Babys kommen im Hebammenkreißsaal ohne medizinische Eingriffe

Der passende Geburtsort

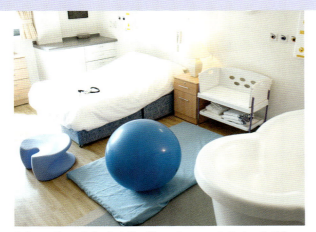

Achten Sie auf die Details: Ein gut ausgestattetes Entbindungszimmer mit vielen Bewegungsmöglichkeiten unterstützt die Wehenarbeit optimal.

zur Welt. Die meisten Frauen waren zufrieden mit ihrem Geburtserlebnis. So zeigten die Auswertungen, dass weniger Geburtseinleitungen, Schmerzmedikamente, Dammschnitte und Zangengeburten zum Einsatz kamen. Die Mütter stillten häufiger und länger und hatten deutlich seltener Wochenbettdepressionen.

Gebären im Geburtshaus

Meist betreiben mehrere Hebammen gemeinsam ein Geburtshaus, manchmal auch in Kooperation mit Ärzten. Der Ansatz dieses Modells ist, Ihnen mit möglichst wenig medizinisch-technischem Aufwand eine selbstbestimmte, natürliche Geburt in angenehmer Atmosphäre zu ermöglichen. Schwangerschaft und Geburt werden als natürliche Vorgänge angesehen, die im Normalfall keiner medizinischen Eingriffe bedürfen. Falls diese aber doch einmal notwendig sind, ist eine Verlegung in eine nahe gelegene Klinik möglich. Vorsorgeuntersuchungen gehören mit zum Leistungsangebot. Wenn Sie sich eine Geburtshausgeburt wünschen, ist es sinnvoll, diese zu nutzen, damit Ihre Hebamme gemeinsam mit Ihnen entscheiden kann, ob das Geburtshaus der richtige Ankunftsort für Ihr Baby ist. Haben Sie sich dafür entschieden, begleitet Sie ein Team von zwei bis drei Hebammen durch Schwangerschaft, Geburt und Wochenbett.

Hausgeburt

Zur Hausgeburtshilfe gehört der direkte und persönliche Kontakt zwischen Ihnen und Ihrer Hebamme. Damit eine Hausgeburt zu einem glücklichen Erlebnis wird, muss es zwischen Ihnen und Ihrer Hebamme »stimmen«. Auch ein gewisses Grundvertrauen in die eigenen Fähigkeiten und die Ihrer Helfer ist eine wichtige Voraussetzung. Zudem müssen Sie sich während der Geburt sicher und gut aufgehoben fühlen. Hebammen und Ärztinnen prüfen sehr genau, ob eine Hausgeburt für Sie möglich und geeignet ist und empfehlen sie nur, wenn alle absehbaren Komplikationen ausgeschlossen werden können. Statistiken und wissenschaftliche Untersuchungen haben gezeigt, dass es bei entsprechender Vorbereitung nur selten zu kritischen Situationen kommt. Bei unerwarteten Komplikationen ist jedoch eine Verlegung in eine Klinik notwendig.

GEBURTSVORBEREITUNG UND GEBURT

Wie soll unser Kind zur Welt kommen?

Die allermeisten Eltern wünschen sich für ihr Kind eine rasche, komplikationslose und natürliche Geburt. Und obwohl sehr viele Frauen ihre Kinder auf diesem Weg zur Welt bringen können, gilt dies leider nicht für alle. Manche Umstände oder Erkrankungen machen einen Klinikaufenthalt zwingend erforderlich. Vertrauen Sie dem Urteil Ihrer medizinischen Helfer. Und bedenken Sie: auch wenn eine natürliche Geburt nicht möglich ist, beginnt das Leben als Familie doch erst so richtig nach der Geburt!

Wann eine Klinikgeburt sinnvoll ist

Auch wenn es ganz anders geplant war, ist eine Geburt in der Klinik manchmal die sicherere Alternative. Umstände, die eine klinische Betreuung erfordern:

- Gebärmutterkomplikationen (zum Beispiel eine Myom-Operation)
- vorzeitige Plazentalösung in der Vorgeschichte
- hoher Blutverlust nach der Geburt in der Vorgeschichte
- Kaiserschnitt ohne vaginale Geburt in der Vorgeschichte
- Erkrankungen wie Blutgerinnungsstörungen, behandlungsbedürftiger Diabetes, akute Infektionen wie zum Beispiel HIV
- Plazentainsuffizienz mit Mangelentwicklung des Babys
- Drogenabhängigkeit
- Mehrlingsschwangerschaft
- schwangerschaftsbedingter Bluthochdruck, Präeklampsie oder HELLP-Syndrom

Gründe für eine klinische Betreuung aufgrund von Problemen kurz vor oder während der Geburt:

- ein Baby in Steiß- oder Querlage
- Blasensprung ohne Wehentätigkeit mit Farbwechsel des Fruchtwassers (grün oder rot)
- vorzeitiger Blasensprung über zwölf Stunden ohne Geburtsbeginn und Geburt vor der 37. Woche
- Blutungen in der Eröffnungsphase
- Verdacht oder Anzeichen auf Infektionen der Eihäute
- extrem langsamer Geburtsverlauf
- Sauerstoffunterversorgung des Babys
- vorzeitige Plazentalösung

Wohltuend: Wassergeburt

Warmes Wasser hat in der Geburtsbegleitung schon immer eine wichtige Rolle gespielt. Es kommt öfter vor, dass eine Frau bei ihrer aktiven Wehenarbeit gar kein Bedürfnis mehr verspürt, die Wanne zu verlassen und ihr Kind dort zur Welt bringt.

Vorteile einer Wassergeburt

Eine Wassergeburt ist für viele Frauen ein beglückendes Erlebnis. Heute gibt es spezielle große Wasserbecken, in denen Sie sich gut bewegen können. Bei einer gesund verlaufenden Schwangerschaft können Sie diese Möglichkeit der Geburt für sich in Erwägung ziehen und die vielen Vorteile genießen, die daraus entstehen:

- Warmes Wasser ist sehr effektiv bei der Schmerzerleichterung. Es hilft zu entspannen und den Wehenschmerz leichter zu bewältigen.
- Viele Frauen haben das Gefühl, dass die Geburtsarbeit leichter vorangeht.
- Dammschnitte sind seltener.
- Der Blutverlust ist geringer.
- Die Babys haben durchschnittlich bessere Apgar-Werte (Seite 170).

Studien zeigten, dass der Blutdruck nach dem Eintauchen ins warme Wasser sinkt, der Muttermund sich rascher öffnet und das Baby sich schneller und tiefer ins Becken senkt. Kliniken, die eine Geburtsbadewanne besitzen, geben an, dass 30 bis 50 Prozent der werdenden Mütter sich für diese Geburtsvariante entscheiden. Die anfänglich herrschenden Vorbehalte konnten in Studien widerlegt werden. Beim Einhalten von Hygieneregeln besteht kein erhöhtes Infektionsrisiko.

Ihr Baby wird bei der Geburt vom Fruchtwasser ins ähnlich warme Badewasser geboren. Der Tauchreflex verhindert das Einatmen von Wasser. Es wird erst seinen ersten Atemzug tun, wenn Sie es aus dem Wasser gehoben und warm zugedeckt haben.

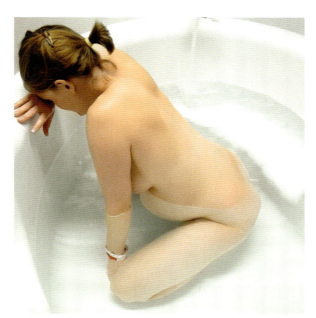

Im warmen Wasser können viele Frauen mit dem Wehenschmerz leichter umgehen.

GEBURTSVORBEREITUNG UND GEBURT

Letzte Vorbereitungen

Mit dem Beginn der 38. Schwangerschaftswoche ist es sinnvoll, die Kliniktasche zu packen. Manchmal haben es die neuen Erdenbürger nämlich unerwartet eilig.

Für die Geburt

- 2 knielange, bei 60°C waschbare Oberteile, einen Bademantel und zwei Paar warme Socken
- Pantoffeln oder Badelatschen
- Notfallfutter für die begleitenden Personen (Müsliriegel, Nüsse, Kaffee und Trockenobst)
- wohlriechendes Massage-Öl und Badezusatz
- Kulturtasche mit Inhalt
- Ihre Brille, falls Sie diese als Sehhilfe benötigen oder normalerweise Kontaktlinsen tragen
- Personalausweis und Mutterpass, eventuell Allergieausweis
- Versicherungskarte
- Familienstammbuch oder Heiratsurkunde (falls verheiratet)
- die eigene Geburtsurkunde (falls nicht verheiratet) und gegebenenfalls die Vaterschaftsanerkennung

Fürs Wochenbett in der Klinik

- 2 Still-BHs oder Bustiers und luftdurchlässige Stilleinlagen
- 6 bequeme Baumwollslips, die auch eine Wäsche bei 60 °C vertragen
- 4 Nachthemden oder Schlafanzüge, die zum Stillen aufgeknöpft werden können
- eine Strick- oder Sweatshirt-Jacke, die Sie sich beim Stillen über die Schultern legen können
- bequeme Kleidung für Spaziergänge auf dem Klinikgelände und für den Heimweg
- mp3-Player mit Ihrer Lieblingsmusik, Fotoapparat
- Geld für die Cafeteria oder zum Telefonieren (in Kliniken gibt es wirklich noch Münztelefone)
- Mobiltelefon (falls vorhanden) und wichtige Telefonnummern

Fürs Baby

- 1 bis 2 Garnituren aus Höschen und Hemdchen in Gr. 56 oder 62
- 1 Strampelanzug
- 1 Baby-Wickeljäckchen
- 1 Jäckchen, Mützchen und Winteranzug, je nachdem in welcher Jahreszeit Sie Ihr Baby nach Hause bringen
- Spucktücher
- für den Transport im Auto: Babyschale mit einer leichten Decke

Stillvorbereitung

Auch wenn die Plazenta Ihr Baby momentan noch wunderbar versorgt, denken Sie wahrscheinlich schon darüber nach, wie Sie es nach der Geburt ernähren wollen. Ihr Baby jedenfalls bereitet sich schon in der Gebärmutter mit Saug- und Schluckübungen ausgiebig auf die Stillzeit vor. Muttermilch ist in der Nährstoffzusammensetzung und Menge den Bedürfnissen Ihres Babys optimal angepasst. Wenn Sie sich aber entscheiden, künstliche Babynahrung zu füttern, wird Ihnen Ihre Hebamme auch dazu Hinweise und Anschaffungstipps geben können.

Einige Fakten zum Thema Stillen

Muttermilch enthält viele lebende Zellen, die Krankheitserreger abwehren. In der Muttermilch der ersten Tage befinden sich besonders viele Abwehrstoffe.

- Muttermilch wirkt schützend vor Infektionen wie Durchfallerkrankungen, Atemwegserkrankungen, Autoimmunerkrankungen, Mittelohrentzündungen und vor Allergien.
- Fettsäuren in der Muttermilch fördern das Gehirnwachstum und die Netzhautentwicklung des Babys.
- Bei Stillkindern ist das Risiko, später an Übergewicht oder Diabetes zu erkranken, deutlich geringer.
- Durch die intensive Muskelarbeit beim Saugen an der Brust entwickelt sich der Kiefer des gestillten Babys optimal. Dies ist wichtig für die Zahnstellung und die spätere Sprachentwicklung.
- Muttermilch passt sich in ihrer Zusammensetzung und in ihrer Menge den Bedürfnissen des Kindes an.
- Die Mutter-Kind-Bindung wird durch das Stillen gefördert. Dies ist besonders hilfreich nach problematischen Schwangerschaften oder Geburten sowie bei kranken oder zu früh geborenen Babys.
- Bei Ihnen bewirken die Stillhormone nach der Geburt eine gute Gebärmutterrückbildung. Sie helfen auch zu entspannen.
- Sie erreichen schneller Ihr Ausgangsgewicht.
- Das Erkrankungsrisiko für Eierstock- und Brustkrebs sowie Osteoporose wird deutlich gemindert.
- Muttermilch ist immer in der richtigen Temperatur vorhanden, hygienisch und umweltfreundlich.
- Ratschläge zum Abhärten der Brustwarzen vergessen Sie bitte sofort. Es macht sie lediglich empfindlicher. Öle und Cremes bitte nicht direkt auf der Brustwarze auftragen, da das Gewebe sonst zu weich fürs Stillen wird.
- Stillen stärkt das Selbstbewusstsein der Mutter.
- Stillen spart Zeit und Geld (künstliche Säuglingsnahrung plus Zubehör kosten in den ersten sechs Monaten rund 600 Euro).

In den letzten Schwangerschaftswochen können Sie in einigen Fällen beobachten, dass schon etwas Milch austritt. Schwangerschaftshormone sorgen aber dafür, dass die eigentliche Milchbildung erst nach der Geburt richtig beginnt.

Die Geburt kündigt sich an

Nicht alle Geburten verlaufen nach dem gleichen Muster. Obwohl die meisten mit Wehen beginnen, ist es genauso gut möglich, dass Ihr Baby sich mit einem Blasensprung ankündigt.

Wehen

Die meisten Geburten beginnen mit dem Einsetzen der Wehen. In der Eröffnungsphase (Seite 156) sind sie noch recht unregelmäßig und treten in großen Abständen auf. Diese Wehen bewirken das Weicherwerden des Gewebes am Muttermund und sind so die optimale Vorbereitung auf seine Öffnung. Ganz allmählich verstärken sich Intensität und Dauer, die Abstände zwischen den Wehen verkürzen sich und eine gewisse Regelmäßigkeit stellt sich ein.

Der Blasensprung

Wenn Sie Fruchtwasser verlieren, die Fruchtblase also um den errechneten Termin reißt oder platzt, heißt dies ebenfalls, dass es losgeht. Die Fruchtblase kann an irgendeinem Punkt ein kleines Leck haben, aus dem tröpfelnd das Fruchtwasser sickert. Platzen bedeutet dagegen, dass die Fruchtblase vor dem vorangehenden Teil des Babys – also Kopf oder Po – einreißt und das Fruchtwasser schwallartig aus Ihnen herausplätschert.

Effektive Wehen

Zu entscheiden, wann der Zeitpunkt gekommen ist, sich auf den Weg zum Geburtsort zu machen, ist gerade beim ersten Kind nicht leicht. Wenn folgende Beschreibungen auf Ihren Zustand zutreffen, ist es so weit:

- Jede Wehe macht den Bauch hart, eng oder fest und ist von außen tastbar.
- Die Wehen verursachen ein starkes Ziehen im Rücken und in der Leistengegend.
- Sie spüren ein Dehnen nach unten in Richtung Beckenboden.
- Die Kontraktionen verursachen einen Schmerz, der mit starken Menstruationsschmerzen vergleichbar ist.
- Sie entdecken eine Blutung, die sogenannte Zeichnungsblutung.
- Um die Wehe auszuhalten, brauchen Sie Ihre ganze Konzentration. Sie können sich während der Wehe nicht unterhalten.
- Die Wehen verändern sich nicht in ihrer Intensität, egal ob Sie laufen oder ausruhen.

Wenn das Köpfchen noch nicht fest im Becken sitzt (bei der Vorsorgeuntersuchung erfragen), ist es ratsam, sich sicherheitshalber liegend zum Geburtsort fahren zu lassen, damit die Nabelschnur nicht vor den vorangehenden Körperteil rutschen kann. Nach einem Blasensprung setzen oft in den nächsten Stunden regelmäßige Wehen ein. Ist dies nicht der Fall, wird nach spätestens 24 Stunden die Gabe von Antibiotika empfohlen, um auszuschließen, dass Keime in die Gebärmutter aufsteigen. Wenn nach vielen Stunden keine Wehen einsetzen, wird die Geburt eingeleitet (Seite 164).

Nun aber los!

Wenn Ihre Wehen länger als eine Stunde in regelmäßigen Abständen von zehn Minuten oder weniger kommen und nach einem Blasensprung, wird es allmählich Zeit aufzubrechen. Natürlich auch abhängig von der Entfernung zum Geburtsort. Bei ersten Babys dauert die Geburt im Durchschnitt zwischen zwölf und 18 Stunden. Bei einem zweiten Baby verkürzt sich die durchschnittliche Dauer erheblich. Die Faustregel lautet: Wenn bereits ein Kind vaginal geboren wurde, kommt das zweite Baby in der Hälfte der Zeit zur Welt.

Die Aufnahme am Geburtsort

Nach Ihrer Ankunft in der Klinik oder im Geburtshaus stellt eine Hebamme zunächst fest, wie weit die Geburt fortgeschritten ist. Sie kontrolliert Blutdruck, Temperatur und Allgemeinzustand und fragt wenn möglich nach Ihren Wünschen für die Geburt. Ein CTG zeichnet die kindlichen Herztöne sowie die Wehentätigkeit auf. Währenddessen kann Ihre Begleitperson Sie bei der Aufnahme anmelden.

Es kommt häufig vor, dass die Wehen zu Hause regelmäßig und kräftig auftreten und bei der Ankunft am Geburtsort erst einmal auf sich warten lassen. Bleiben Sie gelassen! Wenn es sich nicht um einen Fehlalarm handelt, ist die Geburt vielleicht noch ganz am Anfang. Dann kann ein langer Spaziergang durch den Garten oder über die Klinikflure dazu beitragen, die Wehen regelmäßig und kräftig werden zu lassen. Manchmal hilft auch ein heißes Bad, eine Massage oder Treppensteigen.

WICHTIG

Sofort in die Klinik!

In wenigen Ausnahmefällen sollten Sie keine Zeit verlieren und sich ohne Umweg in eine Klinik begeben. Dazu gehören:
- grünes oder rotes Fruchtwasser
- hellrote, regelstarke Blutungen
- ein dauerhaft prall gespannter Bauch in Verbindung mit starken Schmerzen. (Dann bitte mit dem Rettungsdienst oder dem eigenen Auto, falls dies schneller geht, sofort in die Klinik fahren.)

Die einzelnen Phasen der Geburt

Die Geburt unterteilt sich in mehrere Phasen. Sie selbst werden die Übergänge von einer Phase in die nächste nicht immer wahrnehmen. Deutlich zu spüren ist das Ende der Übergangsphase, wenn der Pressdrang einsetzt. Auch die Nachgeburtsphase grenzt sich von der übrigen Wehenarbeit ab: Wenn es so weit ist, halten Sie Ihr Baby schon in den Armen.

Für viele Frauen findet die Geburt außerhalb ihrer normalen Zeitwahrnehmung statt. In Befragungen gaben sie an, dass sie glücklich waren, dass ihnen »alle Zeit der Welt« gegeben worden war, um ihr Baby zur Welt zu bringen – auch wenn vor der Geburt die Vorstellung »je schneller, desto besser« vorgeherrscht hatte.

Die Eröffnungsphase

Die Eröffnungshase ist der längste Teil der Geburt. Bei ersten Babys dauert sie durchschnittlich 14 Stunden und bei zweiten Babys immer noch 8.

Die Eröffnungsphase umschreibt den Zeitraum vom Einsetzen der am Muttermund wirksamen Wehen bis zur fast vollständigen Eröffnung. Bei jeder Wehe zieht sich der Gebärmuttermuskel nach oben zusammen und

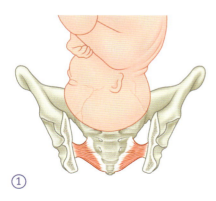

① Zunächst legt sich das Baby seitlich in den querovalen Beckeneingangsraum.

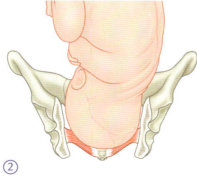

② Dann dreht es sich in die runde Beckenmitte und beugt dabei sein Köpfchen.

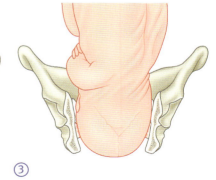

③ Zur Geburt hat sich das Baby in den längsovalen Beckenausgangsraum gedreht.

Die einzelnen Phasen der Geburt

der Muttermund schiebt sich wie ein Rollkragenpullover langsam über den vorangehenden Teil des Babys, so lange, bis das Gewebe des Muttermundes das Baby nicht mehr am Tiefertreten und Drehen durch das Becken hindert.

Sie können Ihr Baby auf seinem Weg durch das Becken unterstützen indem Sie sich bewegen. Für Ihr Baby ist es am günstigsten, wenn es das Köpfchen seitlich ins Becken legt, weil der Beckeneingangsraum queroval ist. Sobald die Geburt vorangeht und Ihr Baby tiefer in Richtung Beckenmitte tritt, muss es sein Köpfchen wieder ein wenig drehen, weil die Beckenmitte eine eher runde Form hat. Die meisten Kinder »wissen« das instinktiv und passen sich mit einer Schraubbewegung optimal dem vorgegebenen Platz an.

Ideal ist es nun, wenn das Baby in Schädellage sein Köpfchen beugt und das Kinn Richtung Brust neigt. Der Kopfumfang fällt in dieser Haltung zwei bis drei Zentimeter geringer aus als bei »erhobenem Haupt«. Muttermund und auch Vagina müssen sich dann nicht so weit aufdehnen.

Die Schädelknochen Ihres Babys sind noch nicht zusammengewachsen und auch weich genug, um sich beim Tiefertreten im Becken der Mutter übereinanderzuschieben – eine wunderbare Hilfe bei einem etwas größeren Baby.

Oft platzt zu diesem Zeitpunkt der Geburt oder spätestens bei vollständig geöffnetem Muttermund die Fruchtblase. Wenn das Köpfchen Ihres Babys nicht mehr vom Fruchtwasser gepolstert ist, drücken die Schädelknochen direkt auf den Muttermund. Das bewirkt häufig eine raschere Öffnung, verursacht aber auch größeren Druck auf das Gewebe.

In dieser Phase kämpft fast die Hälfte der Frauen zusätzlich mit Übelkeit und Erbrechen. Ihre medizinischen Begleiterinnen erkennen daran, dass die Geburt gut vorangeht.

Tun Wehen sehr weh?

Viele Frauen würden diese Frage mit einem klaren Ja beantworten, wenn sie an die aktive Geburtsarbeit denken. Bei Untersuchungen im westlichen Kulturkreis beschrieben aber 7 bis 15 Prozent der Frauen, die eine natürliche Geburt erlebt hatten, dass sie die Wehenarbeit nicht schmerzhaft fanden.

Auf jeden Fall spürbar ist ein Ziehen bei der Öffnung des Muttermundes. Das Gewebe hat Ihr Baby so viele Monate gut getragen, dass die nun vergleichsweise rasche Öffnung mit enormen Kräften verbunden ist. Die Dehnung der Mutterbänder, der Vagina und des Beckenbodens, wenn das Baby tiefer tritt, ist häufig mit Schmerzempfindungen verbunden.

Auch der Druck auf Nervenenden und Gelenke im unteren Becken verursacht Schmerzen. Zum Glück findet gleichzeitig eine Ausschüttung von Glückshormonen statt, die Sie und Ihr Baby vor zu starken Schmerzen bewahrt und wunderbar auf die Zeit nach der Geburt vorbereitet.

GEBURTSVORBEREITUNG UND GEBURT

Die Übergangsphase

Die Übergangsphase ist meist die kürzeste Phase der Geburt und dauert zwischen 20 Minuten und zwei Stunden. Nicht alle Frauen erleben sie bewusst mit dem recht typischen Wehenchaos. Wenn Sie aber zu den 50 Prozent der werdenden Mütter gehören, denen es so geht, werden Sie die Übergangsphase als turbulente und fordernde Zeit erleben. Während dieser Zeit öffnen sich die letzten Zentimeter Ihres Muttermundes. Wenn Sie vorher gut mit der Stärke und dem Rhythmus der Wehen zurechtkamen, ändert sich nun alles in Richtung schnell aufeinanderfolgend. Oft zittern dabei die Beine und Ihnen ist schlecht. Das bringt viele Frauen an ihre Grenzen und so lauten typische Forderungen in dieser Phase:

- »Ich will nach Hause!«
- »Ich kann nicht mehr, tut was!«
- »Holt mir das Kind heraus!«
- »Ich will sofort ein Schmerzmittel!«

Äußern Sie diese teils sehr heftigen Gefühle ruhig lautstark. Oft erleichtert das den Umgang mit dieser Grenzerfahrung. Denken Sie immer daran, dass das Ende in Sicht ist und Sie Ihr Baby bald im Arm halten.

Austreibungsphase und Geburt

Ist der Muttermund vollständig geöffnet, beginnt die Austreibungsphase und Ihr Baby schiebt sich tiefer in die Vagina. Der Weg und das Aufdehnen von einigen Zentimetern kann bei der ersten Geburt bis zu drei Stunden dauern, bei zweiten und weiteren Babys aber manchmal auch nur wenige Minuten und einige kräftige Wehen beanspruchen. Die Herztöne Ihres Babys werden während der Austreibungsphase in regelmäßigen Abständen mit dem CTG (Seite 90) abgehört.

Der Geburtsweg führt erst einmal in Richtung Kreuzbein, um dann kurz vor dem Beckenboden den Weg nach vorn zum Schambein zu nehmen, wo es sich mit seinem Hinterköpfchen oder dem Po abstemmt.

Sie können auf dem Höhepunkt der Wehe einen Druck nach unten spüren. Ihr Körper wird eindeutige Signale senden und Sie werden reflexartig mit Mitschieben reagieren müssen. Es ist ganz normal, dass Ihr Baby nach der Wehe wieder ein bisschen nach oben rutscht. Das hilft der Muskulatur des Beckenbodens und dem Gewebe der Vagina, langsam weiter zu werden.

Viele Frauen erleben diese aktive Möglichkeit der Geburtsunterstützung als weniger schmerzhaft. In dieser Phase werden die meisten schmerzdämpfenden Hormone ausgeschüttet, die bei einigen Frauen rauschähnliche Zustände hervorrufen.

Sie können Ihr Baby jetzt das erste Mal zwischen den Schamlippen mit Ihren Fingern fühlen. Je tiefer Ihr Baby tritt, desto stärker wird der Druck in Richtung Anus spürbar. Alle medizinischen Begleiterinnen horchen auf, wenn Sie in der letzten Phase der Geburt sagen, dass Sie zur Toilette gehen wollen. Meist folgen auf solche Ankündigungen indiskrete Fragen wie:

Die einzelnen Phasen der Geburt

»Wasser lassen oder Stuhlgang?«. Wenn Sie Zweites mit »ja« beantworten, beobachtet Ihre Hebamme genau, ob der Druck auf den Enddarm durch das Baby entsteht. Der Damm (der Bereich zwischen Scheidenausgang und Anus) wird sich in kurzer Zeit von einem durchschnittlich fünf Zentimeter dicken Gewebe auf weniger als einen Zentimeter aufdehnen und dabei einen brennenden Druckschmerz verursachen. Auch wenn es noch so stark brennt, atmen Sie Ihr Baby am besten ganz langsam heraus. Das schont den Damm und kann ein Einreißen des Gewebes vermeiden helfen.

Sobald das Köpfchen oder der Po geboren ist, dreht sich Ihr Baby, damit sich auch die Schultern durch die verschiedenen Beckenräume schrauben können. Zuerst kommen unter dem Schambein die Schulter oder die Hüfte und die Beinchen ans Licht. Dann rutscht bei einer Schädellage etwas langsamer die hintere Schulter über den Damm und der restliche Körper folgt mit einem Schwall Fruchtwasser. Wenn der Po unten liegt, folgen zunächst das Bäuchlein und der Brustkorb und zum guten Ende der Kopf.

Ist das Kind geboren, wickelt die Hebamme es in ein warmes Tuch und legt es zwischen Ihre Beine, damit Sie oder Ihr Partner es selbst von dort aufnehmen und begrüßen können.

Die Nachgeburtsphase

Die Geburt ist erst beendet, wenn auch die Nachgeburt mit Eihäuten und Plazenta vollständig geboren wurde. Es dauert durchschnittlich zehn bis 30 Minuten, bis sich die Plazenta löst und mit einem Schwall Blut nach draußen kommt.

Unterstützen können Sie den Prozess, indem Sie die Brustwarzen massieren oder das Baby anlegen. Aufgrund der großen Volumenverringerung in der Gebärmutterhöhle nach der Geburt löst die Plazenta sich meist von ganz allein. Die Hebamme kann von außen tasten, wann es soweit ist. Dann zieht sie vorsichtig an der Nabelschnur, bis die Plazenta zum Vorschein kommt. Das werden Sie nicht als schmerzhaft erleben müssen, da die Nachgeburt viel kleiner als Ihr Baby ist. Bei einer nicht vollständig gelösten oder festsitzenden Plazenta wird sie unter Narkose gelöst und eventuell in der Gebärmutter verbliebene Reste entfernt.

Machen Sie sich keine zu genaue Vorstellung

Ob Sie während der Geburt auf einem Gebärhocker oder in der Wanne sitzen, auf dem Boden hocken oder im Bett sitzen, hocken oder liegen, ergibt sich erst in der aktuellen Situation. Machen Sie sich am besten kein allzu genaues Bild von der Geburtssituation. Gut ist es für alle Beteiligten, flexibel reagieren zu können, weil im Vorfeld nicht abschätzbar ist, wie Sie sich während der Geburt fühlen.

GEBURTSVORBEREITUNG UND GEBURT

Die Geburt unterstützen

Helfen werden Ihnen viele der hormonellen Vorgänge in Ihrem Körper, die Vorfreude auf Ihr Baby und ein zuversichtlicher Blick auf das Leben. Sie unterstützen einen gesunden Geburtsverlauf, wenn Sie ausgeruht und entspannt einen Ort aussuchen, an dem Sie sich sicher und gut aufgehoben fühlen. Es ist hilfreich, etwas über den Ablauf der Geburt und die Bewegungen des Babys durch das Becken zu wissen (Seite 157). Damit können Sie mit Ihren unterstützenden Körperbewegungen dem Kind bei den Schraubbewegungen helfen. Befragungen von Frauen nach der Geburt ergaben, dass die größte Zufriedenheit mit dem Geburtserlebnis dann auftrat, wenn sie nicht allein zur Geburt gehen mussten, wenn alles um sie herum erklärt und verständlich war, wenige medizinische Eingriffe stattgefunden hatten und sie einige Zeit mit dem Baby allein nach der Geburt in einem ruhigen Raum verbringen konnten.

Nun, das wird als Summe nicht in jeder Situation möglich sein, aber schauen Sie doch einfach, an welchem Ort und mit welchen Begleitern Sie das meiste davon erwarten können. 90 Prozent der werdenden Väter möchten die Geburt ihres Babys erleben. Aber auch wenn Ihnen kein Partner zur Verfügung steht, sollten Sie darüber nachdenken, eine einfühlsame Freundin oder Schwester mitzunehmen.

Wie Hebammen helfen

Während der Geburt sind Sie nicht allein. Eine Hebamme begleitet Sie durch alle Phasen und bietet Ihnen viele Unterstützungsmöglichkeiten an:
- Sie hilft beim Atmen, wenn Sie Schwierigkeiten damit haben.
- Sie schlägt verschiedene förderliche Geburtspositionen vor.
- Sie berät, wenn Sie Hilfe bei der Schmerzbewältigung wünschen.
- In der Austreibungsphase bleibt sie die ganze Zeit bei Ihnen und unterstützt Sie dabei, Ihr Baby so sanft wie möglich auf die Welt zu schieben.
- Wenn das Baby da ist, betreut die Hebamme die Geburt der Plazenta und hilft beim ersten Anlegen an die Brust.

Falls Sie oder Ihr Baby weitergehende Unterstützung benötigen, zieht die Hebamme eine Frauenärztin oder einen Kinderarzt hinzu. In vielen Kliniken kann es eine Regel sein, dass zu jeder Geburt eine Ärztin gerufen wird.

Was kann die Begleitperson tun?

Für die werdende Mutter da zu sein bedeutet, sich ganz auf ihre Bedürfnisse und die Geburtssituation einzulassen und ihr soweit es geht Sicherheit und Ruhe zu vermitteln. Es geht darum, ihr die enorme Anstrengung der Geburt zu erleichtern und sich darum zu kümmern, dass sie sich so wohl fühlt, wie es möglich ist.
Dazu brauchen Sie viel Verständnis und Einfühlungsvermögen. Je nach Situation können tröstende oder ermutigende Worte, eine Massage oder einfach nur ein Scherz im richtigen Moment guttun.
Manchmal ist es dagegen besser, nicht zu sehr an der Technik einer Klinik, der Ausbildung einer Frauenärztin oder Hebamme interessiert zu sein und sich zurückzunehmen. Ab und zu gilt es einfach auszuhalten, dass der Partnerin mit einem Mal gar nichts mehr recht ist oder sie im größten Geburtsstress völlig außer sich gerät.

Hilfreich: Unterstützung durch den Atem

Zu Beginn der Geburt werden Sie Zeit haben, eine Atmung zu finden, die Ihnen beim Verarbeiten der Wehen hilft:

- Versuchen Sie, durch die Nase ein- und durch den Mund auszuatmen.
- Begrüßen und verabschieden Sie jede Wehe mit einem kurzen Einatmen und einem langen Ausatmen.
- Lassen Sie Ihre Schultern bei jedem Ausatmen nach unten sinken.

Tipps für den Begleiter

- Seien Sie für all die Wünsche und Bedürfnisse Ihrer Partnerin da.
- Hören Sie zu, loben Sie Ihre Partnerin oder Freundin, erfüllen Sie all ihre Bitten.
- Übermitteln Sie ihre Bedürfnisse an Hebammen und Ärzte. Manchmal ist die Wehenarbeit so anstrengend, dass die Gebärende mit niemandem mehr reden mag.
- Denken Sie daran, Ihre Kräfte zu erhalten und gut einzuteilen. Essen und trinken Sie zwischendurch.
- Klären Sie vor der Geburt, wer von Ihnen abnabeln möchte.

- Versuchen Sie, Kiefer und Mund locker zu lassen und auf das Geräusch Ihres Atems zu hören.
- Denken Sie an das Wort »Entspannung« und ziehen Sie das Wort so auseinander, dass beim relativ kurzen Einatmen das »Ent« und beim langen Ausatmen ein gedehntes »Spaaaaannuuuung« in Ihrem Kopf klingt! Sprechen Sie bei einem Atemzug laut mit. Sie wissen dann, wie es sich anhören muss.
- Atmen Sie am Ende jeder Wehe bewusst tief in den Bauch zu Ihrem Kind, damit es gut mit Sauerstoff versorgt wird.

GEBURTSVORBEREITUNG UND GEBURT

Günstige Positionen für die Geburt

Während der Geburt können Ihnen und Ihrem Baby verschiedene Haltungen helfen, leichter den Weg auf die Welt zu finden.

In der ersten Phase, wenn sich das Köpfchen oder der Po mit einem quer-ovalen Durchmesser ins kleine Becken schieben, helfen eine aufrechte Position oder eine Position, in der Ihr Bauch leicht nach vorn gebeugt ist und Sie Ihr Becken frei bewegen können.

In späteren Phasen kann eine Seitenlage, ein Vierfüßlerstand oder eine Hockposition helfen, Ihre Beckenmitte und den Beckenausgang für die Geburt zu entspannen.

Brust-Knie-Position

In dieser Gebärposition wirkt die Schwerkraft verstärkt auf das Baby und hilft ihm auf seinem Weg durch das Becken. Sie können gleichzeitig Ihr Becken gut bewegen

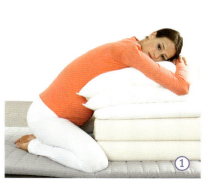

Die Brust-Knie-Position hilft bei Rückenschmerzen und nutzt die Schwerkraft.

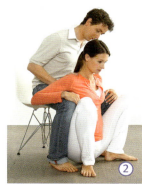

Die Hocke ist in der Austreibungsphase angenehm.

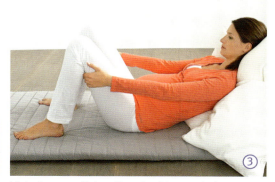

Viele Frauen wählen diese Position nach dem Legen einer PDA.

Günstige Positionen für die Geburt

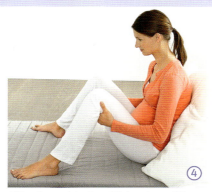

Mit gut gepolstertem Rücken kann Sitzen bei Erschöpfung guttun.

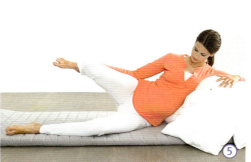

Die Seitenlage kann dem Baby beim Drehen ins Becken helfen.

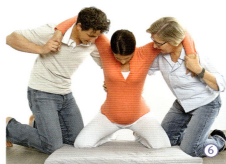

Das unterstützte Knien hilft vielen Frauen in der Austreibungsphase.

und den Schulterbereich stabil und entspannt ablegen. Hilfreich ist diese Position bei starken Rückenschmerzen und schnell aufeinander folgenden Wehen bei einem sich langsam öffnenden Muttermund.

Gestützte Hocke

In der Austreibungsphase wählen viele Frauen diese Position. Angenehm und unterstützend sind die Wärme und der Halt durch eine begleitende Person. Die Schwerkraft hilft, der Beckenboden dehnt sich leichter und Ihr Baby wird fast in die Richtung des Beckenausgangs geschoben.

Liegen auf dem Rücken

Auch wenn diese Position die Wehenarbeit nicht unterstützt und zu mehr Rückenschmerzen führen kann, wählen einige Frauen diese Haltung. Sie kann sinnvoll sein nach einer PDA.

Sitzen

Diese Position unterstützt das Tiefertreten des Köpfchens Ihres Babys. Stützen Sie Ihren Rücken gut, um aufrecht sitzen zu können, und lassen Sie die Knie leicht auseinandersinken. Wenn Sie erschöpft sind, nach einer PDA oder bei einer Dauerüberwachung am CTG, ist dies eine geeignete Haltung.

Auf der Seite liegen

Legen Sie sich auf die Seite des Rückens Ihres Babys, um ihm beim Eindrehen des Köpfchens ins Becken zu helfen. Unterstützend bei Erschöpfung und nach PDA.

Unterstütztes Knien

Dies ist eine hilfreiche Gebärposition, um das Becken aktiv bewegen zu können. Sie nutzt die Schwerkraft und ist eine beckenbodenschonende Haltung zum Herausschieben des Babys.

GEBURTSVORBEREITUNG UND GEBURT

Unterstützte Geburten

Nicht alle Geburten verlaufen genau nach Lehrbuch. Bei manchen Frauen setzen die Wehen erst nach einer medikamentösen Geburtseinleitung ein, manche benötigen die Unterstützung durch Schmerzmittel oder die Hilfe von Zange oder Saugglocke am Ende der Geburtsarbeit. In diesen Situationen entscheiden die medizinischen Helfer, welche Unterstützung am besten geeignet ist.

Medikamentöse Geburtseinleitung

In einigen Fällen ist die medikamentöse Einleitung der Geburt begründet:
- ernsthafte gesundheitliche Probleme der Mutter, zum Beispiel Präeklampsie (Seite 130)
- Baby mit deutlicher Wachstumsverzögerung.
- auffälliges CTG
- Mehrlinge, deren Versorgung durch die Plazenta nachlässt
- insulinpflichtiger Schwangerschaftsdiabetes über dem errechneten Termin
- vorzeitiger Blasensprung ohne Einsetzen der Wehentätigkeit nach 8 bis 48 Stunden – abhängig von der Vorgehensweise Ihres Geburtsortes
- Terminüberschreitung – abhängig vom Geburtsort, nach 7 bis 13 Tagen oder bei Übertragung nach 14 Tagen

Welche Art der medikamentösen Geburtseinleitung gewählt wird, hängt von der Geburtsreife des Gebärmutterhalses und des Muttermundes ab.

Schmerzerleichterung

Wenn Ihnen menschliche Zuwendung wie Massagen und Ihre eigenen Methoden wie Bewegung, Bad im warmen Wasser und ruhige Atmung als Schmerzerleichterung nicht ausreichen, bieten viele Hebammen und Ärztinnen Methoden der Komplementärmedizin wie Akupunktur oder Homöopathie an, um die Beschwerden zu lindern. Als Medikamente stehen verschiedene krampflösende oder opioidhaltige Schmerzmittel zur Verfügung.

Leitungsanästhesien

In manchen Fällen reichen diese Mittel nicht aus und Sie wünschen sich eine möglichst komplette Schmerzausschaltung oder benötigen sie auch, wenn rasch ein Kaiserschnitt durchgeführt werden muss.
Für diese Fälle stehen lokal wirkende sogenannte Leitungsanästhesien wie die Peridural- oder Spinalanästhesie zur Verfügung. Bei beiden Narkoseformen wird ein örtlich betäubendes Medikament in den unteren Rücken gespritzt.

Die Periduralanästhesie – PDA

Bei der Periduralanästhesie verabreicht der Anästhesist das Betäubungsmittel durch einen weichen Katheter, den er in den sogenannten Periduralraum zwischen Wirbel und Rückenmarkskanal schiebt. Das Medikament umspült den Rückenmarkskanal, in dem die Rückenmarksnerven verlaufen, und vermindert dadurch die Schmerzempfindung. Bis das Mittel wirkt, vergehen durchschnittlich 15 bis 20 Minuten. Bei langen Geburten kann es später bei Bedarf nachdosiert werden. Falls ein Kaiserschnitt erforderlich ist und genügend Zeit zur Verfügung steht, kann auch die hierfür erforderliche Dosis auf diesem Weg verabreicht werden.

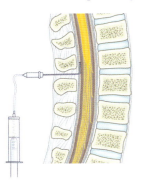

Ein weicher Katheter wird durch eine Hohlnadel bis in den Periduralraum geschoben.

Die Spinalanästhesie

Bei der Spinalanästhesie wird die harte Rückenmarkshaut mit einer dünnen Kanüle durchstochen und das Schmerzmittel direkt in den Rückenmarkskanal gespritzt. Danach wird die Nadel sofort entfernt. Die betäubende Wirkung tritt bei dieser Methode sehr schnell ein. Hilfreich ist sie in der Endphase der Geburt, wenn keine PDA liegt und wenn ein sofortiger Kaiserschnitt notwendig ist.

Saugglocken- oder Zangengeburt

Manchmal kommt es vor, dass eine Geburt ins Stocken gerät, obwohl der Muttermund vollständig eröffnet ist und der vorangehende Teil des Babys sich schon in der Beckenmitte befindet. In diesem Fall kann eine Saugglocke oder Geburtszange eine Hilfe sein. Welche der beiden Methoden gewählt wird, hängt von der persönlichen Erfahrung Ihrer Ärztin ab. Typische Gründe für diesen Eingriff sind zum Beispiel Stressreaktionen des Babys gegen Ende der Geburt oder eine völlig erschöpfte Mutter.

Dammschnitt

Dieser Eingriff wird immerhin bei einem Drittel aller normalen Geburten durchgeführt. Ob ein Dammschnitt bei einer normalen Geburt nötig ist oder nicht oder ob ein Dammriss den eventuell benötigten Raum geben kann, kann Ihre Hebamme immer erst dann entscheiden, wenn sich das Köpfchen oder der Po schon im Beckenausgang befindet. Falls ein Schnitt nötig ist, werden Sie keinen Schmerz, sondern ein plötzliches Gefühl der Entlastung nach einem zuvor sehr großen Spannungsgefühl erleben. Sobald Ihr Baby und die Plazenta geboren sind, wird der Dammschnitt in örtlicher Betäubung mit sich später selbst auflösenden Fäden schichtweise genäht.

Kaiserschnitt

Fast ein Drittel aller Babys kommen in Deutschland mithilfe eines Kaiserschnittes zur Welt. Falls auch Ihr Kind auf diese Weise geboren wird, ist es gut, schon einmal etwas über den Ablauf der Geburt gelesen zu haben. Folgende Gründe sprechen aus medizinischer Sicht für einen Kaiserschnitt:

- Schon vor der Geburt Ihres Babys steht fest, dass die Entbindung auf natürlichem Weg unmöglich oder zu gefährlich sein würde.
- Während der Geburt kommt es zu Komplikationen, die in Ihrem Interesse oder dem Ihres Babys ein sofortiges Ende des Geburtsvorgangs nötig machen.

Der Ablauf

Ihr Bauch muss mit einem Schnitt geöffnet werden, um das Baby direkt aus der Gebärmutter auf die Welt zu holen. Der Eingriff kann meist unter regionaler Betäubung stattfinden und dauert ungefähr eine Stunde. Der Kaiserschnitt selbst ist aufgrund der Betäubung zwar schmerzfrei, nach der Operation ist jedoch mit länger anhaltenden Wundschmerzen zu rechnen. Je nach Operationsmethode ist ein Klinikaufenthalt von drei bis sechs Tagen nötig.

Eine Vollnarkose wird heute nur noch in Ausnahmen oder Notfällen durchgeführt. Meist werden die regionalen Betäubungsverfahren Spinalanästhesie (Seite 165) oder Periduralanästhesie (PDA, Seite 165) eingesetzt. In beiden Fällen sind Sie bei Bewusstsein und spüren Zug- und Druckgefühle, aber keine Schmerzen. Zur Vorbereitung auf die OP werden Ihre Schamhaare rasiert und ein Blasenkatheter gelegt. Wenn Sie entkleidet sind, werden Sie mit großen Tüchern zugedeckt, die nur noch den Bauch freilassen.

Heute wird häufig eine Operationstechnik angewandt, die nur die obere Hautschicht mit dem Skalpell einschneidet. Die tieferen Schichten der Bauchwand werden anschließend mit den Fingern so vorsichtig wie möglich auseinandergezogen. Diese Technik wird oft missverständlich als »sanfter« Kaiserschnitt bezeichnet. Doch auch bei dieser Methode werden sämtliche Bauchschichten geöffnet. Egal ob Schnitt- oder Risstechnik: Der Eingriff schafft eine recht große Bauchwunde und ist mit allen üblichen Operationsrisiken verbunden. Im Anschluss an die Operation heben Krankenpfleger Sie in ein Bett und bringen Sie für ungefähr zwei Stunden zur weiteren Überwachung in den Kreißsaal. Wenn Sie möchten, können Sie Ihr Baby nun zum ersten Mal stillen und es in Ruhe begrüßen. In den ersten Tagen nach dem Eingriff ist es ganz normal, dass Sie sich wegen des Wundschmerzes nur eingeschränkt bewegen können. Ihr Körper braucht jetzt vor allem Zeit und Ruhe für die Wundheilung. Zur Schmerzbehandlung stehen auch nach dem Klinikaufenthalt verschiedene Medikamente zur Verfügung, die das Stillen nicht beeinträchtigen.

Wunschkaiserschnitt

Der Begriff Wunschkaiserschnitt bezeichnet Kaiserschnittoperationen, die ohne medizinische Veranlassung auf Wunsch der Frau durchgeführt werden. Häufig stehen folgende Gründe hinter dem Wunsch nach einer Kaiserschnittgeburt:

- Angst vor den Schmerzen
- Sorge um das gesundheitliche Wohl des Kindes
- Angst vor möglichen Einschränkungen des Liebeslebens nach der Geburt
- Traumatische Erlebnisse bei vorangegangenen Geburten

Reden Sie über Ihre Gefühle und Ängste mit Ihren medizinischen Begleiterinnen und auch mit Freundinnen, die schon Babys geboren haben.
Manchmal bedeutet die Aussage: »Ich wünsche einen Kaiserschnitt!« eigentlich: »Ich habe so viel Angst vor Schmerzen!« oder »Ich weiß nicht, ob ich das schaffe!«. Dieses Gefühl kennen die meisten Schwangeren zu irgendeiner Zeit in der Schwangerschaft.
Auch wenn wir heute nach einem Kaiserschnitt eine so geringe Müttersterblichkeit wie noch nie haben, ist es wichtig zu wissen, dass folgende Komplikationen deutlich häufiger auftreten als nach einer vaginalen Geburt:

- Gesunde Babys haben ein zwei- bis vierfach erhöhtes Risiko, ein Atemnotsyndrom zu entwickeln.
- Es können plötzliche starke Blutungen auftreten.
- Verletzungen von Harnblase und Harnleiter sind möglich.
- Das Thromboserisiko erhöht sich.
- Es besteht ein erhöhtes Infektionsrisiko.

Wenn Sie sich mehrere Kinder wünschen, sollten Sie bedenken, dass ein Kaiserschnitt auch Einfluss auf nachfolgende Schwangerschaften hat. Folgende Risiken bestehen:

- erhöhte Unfruchtbarkeit
- erneuter Kaiserschnitt
- Fehlgeburten
- Eileiterschwangerschaften
- Störungen der Plazenta
- Totgeburt nach der 34. Woche
- Aufreißen der Narbe in der Gebärmutterwand

Wichtig für Sie ist eine möglichst objektive Risikoaufklärung zu beiden Geburtswegen. Ohne wirklich medizinische Gründe werden die Vorteile eines Kaiserschnitts jedoch durch Risiken und Nachteile infrage gestellt. In einer veröffentlichten deutschen Studie gaben 86 Prozent aller Frauen nach einem Kaiserschnitt an, dass sie seine Folgen unterschätzt hatten.

GEBURTSVORBEREITUNG UND GEBURT

Unser Baby ist da!

Wie wunderbar, Sie haben es geschafft! Nach den anstrengenden Stunden der Geburt können Sie Ihr Baby in den Armen halten und auf dieser Welt willkommen heißen.

Erste Bande knüpfen

Diese erste Begegnung werden Sie wahrscheinlich nie mehr im Leben vergessen. Viele Babys sind kurz nach der Geburt wach und aufmerksam. Sie nehmen Augenkontakt auf und fühlen sich wohl und entspannt in direktem Körperkontakt. Ihre Stimme kennt das Baby schon aus seiner Bauchzeit, es hört den Herzschlag, dem es schon so lange gelauscht hat, und Ihr Geruch ist ihm vertraut. Diese ersten beruhigenden Eindrücke geben ihm ein Gefühl von Sicherheit und Geborgenheit. Sie sind vielleicht erstaunt über die Intensität der Emotionen, die in Ihnen hochsteigen. Aber das ist kein Wunder. Sie haben so lange auf Ihr Baby gewartet und so hart gearbeitet, es zur Welt zu bringen. Ein etwas euphorisch machender Hormoncocktail wirkt und sensibilisiert Sie für alle Signale Ihres Babys.
Falls Sie in der Klinik sind, bitten Sie Ihre medizinischen Begleiter, Ihnen und Ihrem Partner Zeit für den Zauber dieses Moments des Kennenlernens zu lassen, bevor sie in ihrer Arbeitsroutine fortfahren.

Das erste Anlegen

Wenn Sie Ihr Baby stillen möchten, lassen Sie es am besten ununterbrochen auf Ihrer nackten Haut liegen, bis es von allein die Brust sucht. Sie werden merken, wie gut es sich schon in der Gebärmutter auf das Saugen vorbereitet hat. So verwundert es nicht wirklich, dass es rasch mit der Suche nach Ihrer Brustwarze beginnt. Ihr Baby verbindet den Geruch des Speichels auf seinen Händen durch das Nuckeln in der Gebärmutter mit dem Geruch der Brustwarze. Und Sie können beobachten, dass es, nachdem es nach der Geburt auf Ihren Bauch gelegt wurde, nach einiger Zeit mit leichten Krabbelbewegungen beginnt, um die Brustwarze zu erreichen. Dieses erste Suchen und vor allen Dingen auch das Finden ist ein wichtiger Schritt auf dem Weg zu einer glücklichen Stillbeziehung.

Kleine Stolpersteine überwinden

Nicht immer klappt es, dass Sie sich gleich nach der Geburt in Ruhe Ihrem Baby zuwenden können. Sie sind vielleicht zu sehr geschafft von der Geburtsarbeit oder hatten eine Kaiserschnittgeburt. Es kann auch sein, dass Ihr Baby oder Sie medizinisch versorgt werden müssen. Dann holen Sie die gemeinsame Willkommenszeit mit Ihrem Baby nach, wenn Ruhe eingekehrt ist. Legen Sie es einfach nur mit einer Windel bekleidet auf Ihre nackte Haut und erzählen Sie Ihm all die schönen Dinge, die nun in Ihrem Leben auf Sie gemeinsam zukommen.

Eine erste Bindung herstellen

Als Bonding wird der Aufbau der Eltern-Kind-Beziehung bezeichnet. Die Phase der Gefühls- und Bindungsentwicklung zwischen Mutter und Baby und Vater und Baby wird mit dem intensiven Gefühl begleitet, das Baby mit Liebe und Aufmerksamkeit überschütten zu wollen. Für manche Eltern stellt sich dieses Gefühl schon wenige Augenblicke nach der Geburt ein, andere fühlen es im Verlauf der ersten Lebenstage. Für wieder andere kann es etwas länger dauern. Der Beziehungsaufbau ist eine sehr individuelle Erfahrung, in der es auch durchaus vernünftig sein kann, sich Zeit zu lassen.

Unterstützend für erste Schritte zeigte sich eine Untersuchung eines Psychologenteams der Uni Regensburg aus dem Jahr 1981, die erforschte, was es bewirkt, wenn ein Neugeborenes die ersten 45 Lebensminuten einfach auf dem Bauch der Mutter liegen durfte. Die Babys, die ganz nah bei ihren Müttern bleiben durften, wurden in der Folgezeit viel öfter gestillt. Mit zwölf Wochen wirkten sie ruhiger und entspannter, sie schrien weniger, und der Blickkontakt, den sie mit ihren Müttern hielten, war häufiger und dauerte länger – Zeichen einer engen Bindung.

Die Beziehungswelten, die Ihr Baby mit Ihnen gemeinsam in den ersten Wochen entwickelt, sind seine grundlegenden Bindungserfahrungen für das ganze Leben. Es lernt so, was es zu erwarten hat, wenn es sich traurig fühlt, Angst hat, müde oder krank ist oder aus einem anderen Grund Ihre Nähe braucht.

Bonding konkret: So klappt es

Ihr Baby erfährt viel Liebe und Geborgenheit, wenn Sie in der täglichen Pflege folgende Punkte berücksichtigen:
- Tragen Sie es möglichst viel an Ihrem Körper – entweder im Tragetuch oder einer anderen Tragehilfe.
- Lassen Sie beim Wickeln, Stillen, Kuscheln und Pflegen viel Hautkontakt zu.
- Suchen Sie häufig Blickkontakt und erklären Sie Ihrem Baby alles, was Sie mit ihm unternehmen.
- Stillen Sie immer, wenn Ihr Baby danach verlangt.

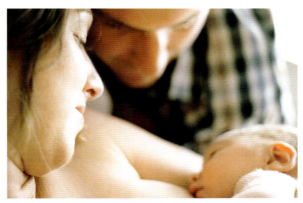

Gönnen Sie sich und Ihrem Baby viel Hautkontakt und Ansprache, damit es sich geborgen fühlt.

Die ersten Untersuchungen und Tests

Ihr Baby ist kaum geboren und schon kommen die ersten Tests und Untersuchungen. Für Sie heißt das, dass Sie entscheiden müssen, welchen Maßnahmen Sie zustimmen und auf welche Sie lieber verzichten.

Alleine atmen

Als Erstes muss Ihr Baby die selbstständige Atmung aufnehmen. Das können die allermeisten auch großartig, denn in der letzten Phase der Geburt wird der Brustkorb in der Vagina so eng zusammengedrückt, dass die Kinder nach der Geburt des Köpfchens all das Fruchtwasser aus Lunge und Mund ausspucken. So behindert nichts den ersten Atemzug. Das Umschalten auf die eigene Atmung bewirkt, dass auch im Bauchraum Zugänge zur Nabelschnur geschlossen werden. Das heißt, dass Ihr Baby ab jetzt Hunger entwickelt. Wenn es die ersten Tropfen Vormilch an Ihrer Brust genossen hat, wird es hoffentlich so gnädig gestimmt sein, die Routineuntersuchungen über sich ergehen zu lassen.

Apgar-Test

Nach der Geburt beurteilen Hebamme oder Kinderärztin nach einer, fünf und zehn Minuten den Allgemeinzustand des Babys anhand des Apgar-Schemas. Das international verwendete Punktesystem bewertet Atmung, Herzfrequenz, Muskeltonus, Hautdurchblutung und Reflexe. Ihr Baby kann dabei ruhig auf Ihrem

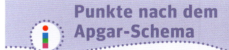

Punkte nach dem Apgar-Schema

Der Apgar-Test bewertet fünf verschiedene Aspekte und vergibt dabei unterschiedliche Punktezahlen:

Bei	ist Ihr Baby
9–10 Punkten	optimal lebensfrisch
7–8 Punkten	normal lebensfrisch
5–6 Punkten	im leichten Depressionszustand
3–4 Punkten	im mittelgradigen Depressionszustand
0–2 Punkten	im schweren Depressionszustand

Babys mit Werten unter fünf Punkten benötigen wahrscheinlich lebensunterstützende Maßnahmen.

Die ersten Untersuchungen und Tests

Bauch liegen. Der höchste Punktwert (10 Punkte) wird vergeben, wenn das Baby in den fünf Bereichen je zwei Punkte erhält. Das Ergebnis dieser ersten Bewertung Ihres Babys wird in den Mutterpass und in das Kinderuntersuchungsheft eingetragen und gibt Auskunft darüber, wie vital Ihr Baby bei der Geburt war.

pH-Wert

Aus der Nabelschnur wird nach Klinikgeburten Blut entnommen, um Auskunft über den Säure-Basen-Haushalt zu erhalten. Dafür werden nach dem Abnabeln und möglichst vor der Geburt der Plazenta aus der Nabelschnur eine oder zwei Blutproben entnommen. Babys, die während der Geburt Stress durch Sauerstoffunterversorgung hatten, zeigen eine Übersäuerung und damit einen niedrigen pH-Wert.

Die erste Vorsorgeuntersuchung

Nach der ersten Stillmahlzeit führen Hebamme oder Ärztin die Erstuntersuchung U1 durch. Sie ist die erste in einer Reihe von neun bis zehn Vorsorgeuntersuchungen bis zum 64. Lebensmonats Ihres Kindes, die zur Früherkennung von Erkrankungen und Entwicklungsverzögerungen dienen. Je nach Geburtsort kümmern sich Hebammen, Geburtshelfer oder Kinderärzte um bei der U1 um Ihr Baby.

Nach der U1 wissen Sie, wie groß und schwer Ihr Baby ist und mit welchem Kopfumfang es zur Welt kam. Die Ergebnisse stehen auch im gelben Kinderuntersuchungsheft, damit Sie sie nie mehr vergessen. An die U1 schließt sich eine Beratung über empfohlene Prophylaxen und Reihenuntersuchungen an. Nachdem Sie die wichtigsten Informationen zur Vitamin-K- und Augen-Prophylaxe bekommen haben, müssen Sie entscheiden, was Ihrem Baby verabreicht werden soll.

Vitamin K

Um einer gefährlichen Gehirnblutung vorzubeugen, empfehlen ärztliche Fachgesellschaften eine dreimalige Gabe (U1 bis U3) von Vitamin-K-Tropfen. Dieses Vitamin wird zur Blutgerinnung im Körper gebraucht. Obwohl die meisten Babys mit einem vollen Vitamin-K-Speicher geboren werden, kann es in den ersten Wochen zu Mangelsituationen kommen, wenn die Darmbakterien noch nicht ausreichend Vitamin K produzieren.

Augen-Prophylaxe

Die Gabe von einem Tropfen Silbernitratlösung oder einem Antibiotikum soll eine Infektion der Augen bei der Geburt verhindern. Beide Methoden sind nicht gegen alle Erreger wirksam und haben Nebenwirkungen. Silbernitrat reizt die Augen und kann schmerzhaft sein. Antibiotika können resistente Keime fördern. Lassen Sie sich lieber in der Schwangerschaft auf vaginale Infektionen untersuchen und bei unauffälligem Befund keine Tropfen verabreichen. Im Wochenbett werden Hebamme und Kinderarzt nach Infektionen schauen. Diese können gegebenenfalls behandelt werden.

SERVICETEIL

Bücher, die weiterhelfen

Feenstra, Coks: Das große Zwillingsbuch – Ratgeber für Schwangerschaft, Geburt und eine glückliche Kindheit. Beltz

Jorch, Gerhard: Frühgeburt: Rat und Hilfe für die ersten Lebensmonate. Urania Verlag

Juul, Jesper: Mann & Vater sein. Kreuz

Lothrop, Hannah: Gute Hoffnung – jähes Ende. Kösel

Röhrbein, Ansgar: Mit Lust und Liebe Vater sein: Gestalte die Rolle deines Lebens. Carl Auer

Simoens, Anne Nina und Pallasch, Anja: Babypedia. Goldmann

Sunderland, Margot: Die neue Elternschule: Kinder richtig verstehen und liebevoll erziehen. Dorling Kindersley

Weigert, Vivian: Bekommen wir ein gesundes Kind? Was Sie über pränatale Diagnostik wissen sollten. Kösel

Wolter, Heike: Meine Folgeschwangerschaft. Begleitbuch für Schwangere, ihre Partner und Fachpersonen nach Fehlgeburt, stiller Geburt oder Neugeborenentod. Edition Riedenburg

Bücher aus dem GRÄFE UND UNZER VERLAG

von Cramm, Dagmar: Richtig essen in Schwangerschaft und Stillzeit.

Guóth-Gumberger, Márta und Hormann, Elizabeth: Stillen.

Fraser, Liz: Ich bin dann mal zwei.

Höfer, Silvia und Szász, Nora: Hebammen-Gesundheitswissen. Für Schwangerschaft, Geburt und die Zeit danach.

Höfer, Silvia: Meine Schwangerschaft.

Kainer, Franz und Nolden, Annette: Das große Buch zur Schwangerschaft. Umfassender Rat für jede Woche.

Nitsch, Cornelia: Vornamen – von beliebt bis ausgefallen.

Schutt, Karin: Mein Begleiter durch die Schwangerschaft.

Thielemann-Kapell, Patricia: Yoga in der Schwangerschaft.

Weigert, Vivian und Paky, Franz: Babys erstes Jahr: Monat für Monat das Beste für Ihr Kind.

Adressen, die weiterhelfen

Hebammenverbände
Deutscher Hebammenverband e.V.
Gartenstraße 26
76133 Karlsruhe
www.hebammenverband.de

Österreichisches Hebammen-Gremium
Landstraßer Hauptstraße 71/2
1030 Wien
www.hebammen.at

Schweizerischer Hebammenverband
Rosenweg 25c
3000 Bern 23
www.hebamme.ch

Beratungsstellen
AWO Arbeiterwohlfahrt Bundesverband e.V.
Blücherstraße 62/63
10961 Berlin
www.awo.org.de

Bundeszentrale für gesundheitliche Aufklärung
Maarweg 149-161
50825 Köln
www.bzga.de
www.familienplanung.de/schwangerschaft
Umfassende Info zu allen wichtigen Gesundheitsthemen

Deutsche Arbeitsgemeinschaft für Jugend- und Eheberatung e.V.
Neumarkter Straße 84c
81673 München
www.dajeb.de

Deutscher Caritasverband e.V.
Karlstraße 40
79104 Freiburg
www.caritas.de

Diakonisches Werk der EKD e.V.
Caroline-Michaelis-Str. 1
10115 Berlin
www.diakonie.de

donum vitae – Verein zur Förderung des Schutzes des menschlichen Lebens e.V.
Thomas-Mann-Str. 4
53111 Bonn
www.donumvitae.org

Pro familia
Deutsche Gesellschaft für Familienplanung, Sexualpädagogik und Sexualberatung e.V.
Stresemannstraße 3
60596 Frankfurt a.M.
www.profamilia.de

SERVICETEIL

Geburtshilfe und -vorbereitung
Beratungsstelle für natürliche Geburt und Elternsein e.V.
Häberlstraße 17
80337 München
www.natuerliche-geburt.de

Gesellschaft für Geburtsvorbereitung
Pohlstraße 28
10785 Berlin
www.gfg-bv.de

Netzwerk der Geburtshäuser e.V.
Villenstr. 6
53129 Bonn
www.netzwerk-geburtshaeuser.de

www.geburtshaus.ch
www.hebammen.at
Informationen zu Geburtshäusern in der Schweiz und Österreich

Pränataldiagnostik
Arbeitskreis pränatale Diagnostik
Friedensstraße 5
48145 Münster
www.praenataldiagnostik-info.de

Cara e.V.
Domsheide 2
28195 Bremen
www.cara-beratungsstelle.de

Deutsche Gesellschaft für Humangenetik e.V.
Inselkammerstraße 5
82008 München
www.gfhev.de

Kranke und behinderte Kinder
Arbeitskreis Down-Syndrom e.V.
Gadderbaumer Straße 28
33602 Bielefeld
www.down-syndrom.org

Dachverband Down-Syndrom Österreich
Fadingerstraße 15
5020 Salzburg
www.down-syndrom.at

Ernährung in der Schwangerschaft
Deutsche Gesellschaft für Ernährung e.V.
Godesberger Allee 18
53175 Bonn
www.dge.de

Familie
www.bmfsfj.de
Mutterschutzgesetz, Elterngeld, Elternzeit – Broschüren des Bundesministeriums für Familie, Senioren, Frauen und Jugend

Verband alleinerziehender Mütter und Väter
Bundesverband e.V.
Hasenheide 70
10967 Berlin
www.vamv.de

Adressen

Österreichische Plattform für Alleinerziehende
www.alleinerziehende.org

Schweizerischer Verband alleinerziehender Mütter und Väter www.einelternfamilie.ch

Krank in der Schwangerschaft
Arbeitsgemeinschaft Gestose-Frauen e.V.
Geldener Str. 39
47661 Issum
www.gestose-frauen.de

Psychotherapie-Informations-Dienst
Am Köllnischer Park 2
10179 Berlin
www.psychotherapiesuche.de

www.hyperemesis.de
Informationen zu starkem Schwangerschaftserbrechen

Fragen zu Medikamenten und Impfungen in der Schwangerschaft
Embryotox Arzneimittelsicherheit in Schwangerschaft und Stillzeit
Augustenburger Platz 1
13353 Berlin
www.embryotox.de

Robert-Koch-Institut
Nordufer 20
13353 Berlin
www.rki.de

Informationen für Mehrlingseltern
www.zwillingsforum.de
www.abc-club.de
www.zwillinge.at (Österreich)
www.zwillinge-drillinge.ch (Schweiz)

Stillen
Arbeitsgemeinschaft Freier Stillgruppen AFS e.V
Wallfriedsweg 12
45479 Mülheim an der Ruhr
www.afs-stillen.de

Berufsverband Deutscher Laktationsberaterinnen
Hildesheimer Straße 124 E
30880 Laatzen
www.bdl-stillen.de

www.lalecheliga.de (Deutschland)
www.lalecheliga.at (Österreich)
www.lalecheliga.ch (Schweiz)

Besondere Geburten
Bundesverband »Das Frühgeborene Kind« e.V.
Speyerer Straße 5–7
60327 Frankfurt a.M.
www.fruehgeborene.de

Initiative Regenbogen – Glücklose Schwangerschaft e.V.
Haegweg 5
29303 Offen
www.initiative-regenbogen.de

Register

A

Abführmittel 126
Akupunktur, geburtsvorbereitende 73
Alkohol **14**, 84, 106
Alleinerziehend 35, 143
Allergie 50, **128**
Alles-oder-nichts-Prinzip 15
Amniozentese 94, **100**
Anämie 85, 126, **128**
Anamnese 85
Anlegen 168
Antikörper-Suchtest **84**
Apgar-Test 170
Appetitlosigkeit 75, 106
Arbeitsplatz 30
Ärztin 79
Augen-Prophylaxe 171
Augenflimmern 115
Augentrockenheit 119
Ausfluss 20, 42, **119**
Austreibungsphase 91, **158**
Autofahren 57

B

Babybadewanne 52
Babybauch 40
Babykleidung 51
Babypflege 51
Babyschale 51
Backofenreiniger 24
Bahnreisen 57
Bänderschmerzen 26, **119**
Bauchdurchmesser 89
Bauchtanz 28
Bauchumfang 26
Beckenbodenübung 71
Befruchtung **21**
Besenreiser 38
Blähungen **120**
Blasenentzündung **128**
Blasensprung 154
Blastozyste 22
Blut 87
Blutdruck 87
Blutdruckmessung 74
Blutgruppenunverträglichkeit 102

Bluthochdruck 126, **128**, 130, 150
Bluttest 9
Blutung 75, 84, 91, 115, **121**, 155
Blutverlust 150
Body Mass Index **110**
Bonding 169
Brustspannen 9, **120**
Brustwarzenstimulation 75
Bundesstiftung »Mutter und Kind« **143**

C

Chinin 109
Chlamydien **85**, 129
Chorionzottenbiopsie 28, 94, **100**
Chromosomentest 99
CTG 74, **90**

D

Damm-Massage 64
Dammschnitt 165

Depressionen **129**
Diastole 87
Doppler-Ultraschall 90, 99
Down-Syndrom 98
Drogen 14, 84
Durchfall 75, 130, 132

E

Echokardiografie 94
Edwards-Syndrom 98
Einnistungsblutung 22
Eier 109
Eipollösung 75
Eisenhaltige Nahrungsmittel 107
Eisenmangel 84
Eisprung 20
Eiweiß 87
Eiweiß im Urin 130
Elterngeld 34
Embryonalphase 27
Empfängnisverhütung, hormonelle 22
Entspannung **30**, 70

Register

Erbrechen 9, 22, 24, **126**, 130
Erholung **30**
Erkrankungen, chronische 13
Ernährung 12, 56, **106**
Eröffnungsphase 91, **156**
Erschöpfung 22, 26, **124**
Ersttrimestertest 28, 94, 99
Erythrozyten 87

F

Fehlgeburt 26, 38, 132, **137**
Fehlbildungen 89
Fieber **129**
Fieberthermometer 52
Flugreisen 57
Folsäure 12, 21, 107
Freibetrag, steuerlicher 35
Fruchtwasser 44, 155
Frühgeburt 45, 84, 91, 112, 130, 132, **136**

G

Gebärmutterkomplikationen 150
Gebärpositionen 62, **162**
Geburtseinleitung 75, **164**
Geburtshaus 149
Geburtstermin 8, **10**, 20, 68
Geburtsvorbereitungskurs 60
Gehirnentwicklung 23
Gelüste 22
Geruchsempfinden 9, 19, 24
Geschlecht 19, 21, 39, 41
Geschlechtsverkehr 75
Geschwister 141
Gestose 84, **130**
Gewichtsreduktion 24
Gewichtszunahme 28, 111, 132
Gravida 85
Gravidogramm **86**
Großeltern 142

H

Haarausfall 132
Haare 113
Hämoglobin 87
Hämorrhoiden 46, **120**
Harndrang 9, 26, 66, **122**
Hausgeburt 149
Haut, unreine 46
Hautpflege 113
Hautveränderung 24, **122**
Hb-Wert 87
Hebamme 78
Hebammenkreißsaal 148
Heißhunger 9, 106
HELLP-Syndrom **130**, 150
Hepatitis **130**
Herpes genitalis **131**
Herzklopfen 62, 122
Herztöne, kindliche 45, 91
Hitzewallungen 123
HIV **131**, 150
Hohlkreuz 46
Hormonspiegel 18
Humanes Choriongonadotropin (HCG) 9, 18, 22
Humangenetische Beratung 94, **96**
Hypertonie 128

I

IGeL-Leistungen 80
Ischialgie 119

J

Jod 107
Juckreiz **123**

K

Kaiserschnitt 150, **166**
Kalorienbedarf 106
Karies 38, 112
Karpaltunnelsyndrom 46, **123**
Käseschmiere 43, 67
Keimblase 21
Kindergeld 35
Kinderwagen 52
Kindsbewegungen 47, 62, 87
Kindslage 87
Klinikgeburt 148
Koffein 109, 123
Kontaktblutung 121
Konzentrationsschwäche 44
Kopfdurchmesser 89
Kopfschmerzen 46, 115, **123**, 130
Körpertemperatur, erhöhte 9
Krampfadern 46, 48, 57, 60, 87, **124**
Krankengeschichte 85f
Kündigungsschutz 33
Kurzatmigkeit 46

SERVICETEIL

L

Lanugobehaarung 61, 67
Leitungsanästhesie 164
Leibesumfang 79, 87
Linea negra 40
Listerien 108, **131**
Lues-Test **85**
Lungenreife 65
Lust 40

M

Medikamente 84, 118
Meeresfrüchte 109
Mehrlinge 84, 91, **134**, 150
Mekonium 41, 67
Müdigkeit 22, 26, 66, **124**
Mutterbänder 26
Muttermund 87
Mutterpass 56, 68, **82**
Mutterrolle 18
Mutterschaftsgeld 34
Mutterschutz 30, **32**, 64

N

Nabelschnur 23
Nabelschnurpunktion 94
Nachgeburt 159
Nachsorgehebamme 60

Nackenfaltenmessung 28, **98**
Nackenverspannung 70
Naegele-Regel 10
Nahrungsergänzungsmittel 22, 109
Name 145
Nase, verstopfte 40, 125
Nasenbluten 44, **124**
Neuralrohr 24
Nikotin 13, 14, 84, 106

O

Ödeme 44, 48, 87, **124**, 130
Organ-Ultraschall 99
Östrogen 18, 22

P

Passivrauchen 14, 106
Pätau-Syndrom 98
PDA 165
pH-Wert 171
Pilates 71
Pigmentflecken 38
Pilzinfektion **131**
Plazenta 23, 121, 159

Plazentaablösung, vorzeitige 121, 150
Plazentainsuffizienz 91
Präeklampsie 124, **130**
Pränataldiagnostik 26, 28, 80
Progesteron 18, 22
Psychosoziale Beratung **97**
Putzen 24

Q

Quadrupletest 99
Quecksilber 109

R

Rauchen **13**, 84
Rauchentwöhnung **14**
Regelblutung, ausbleibende 9
Relaxin 64
Renovierung 50
Rhesusfaktor **84**
Ringelröteln 102, **132**
Risikoschwangerschaft 83
Rohmilchkäse 109
Röteln 12, **84, 132**
Rückenschmerzen 40, **124**

S

Salami 109
Salmonellen 109
Sanitärreiniger 24
Sauggeburt 165
Sauna 48
Schädellage 62
Scheitel-Steiß-Länge 27, 89
Schilddrüsenfehlfunktion **132**
Schlafen **54**, 62, 75, **125**, 132
Schleimpfropfabgang 75
Schluckauf 46
Schulterverspannung 70
Schwangerschaftsabbruch 103
Schwangerschaftsdiabetes 84, **132**
Schwangerschaftsschnupfen **125**
Schwangerschaftsstreifen 44, **125**
Schwangerschaftstest 9
Schwindel 22, **125**, 130
Schwitzen 42
Sediment 87
Sehkraft, verminderte 119

Sehstörungen 130
Senkwehen **72**
Sex 62, 75
Sodbrennen 44, 46, 126
Sonnenschutz 38, 44, 56
Spinalanästhesie 165
Sport 38
Steißlage 62
Still-BH 54
Stillen 54, 153
Stillkissen 54
Stimmungsschwankungen 18, 22, 26
Streptokokken **133**
Stress 21, 31, 70
Suchreflex 65
Süßhunger 40
Sympathieschwangerschaft **126**
Symphysen-Fundus-Abstand 42, 87
Symphysenlockerung 64
Systole 87

T
Tartar

Terminüberschreitung 91
Thrombose 57
Toxoplasmose 80, 108, **133**
Tragetuch 52
Trimester 8
Tripletest 99
Trisomie 13 98
Trisomie 18 98
Trisomie 21 98

U
U1 171
Übelkeit 9, 22, 24, 66, 106, **126**, 130
Übergangsphase 158
Übergewicht 110
Übungswehen 67, **72**
Ultraschall 9, **11**, 43, 80, **88**, 90, 94
Untergewicht 110
Unterleibsschmerzen 115, 130
Urintest 9
Urinuntersuchung 74
Urlaub 44, 56

V
Varikosis 87
Vater **140**
Vaterschaftsanerkennung 33
Vena-cava-Syndrom **127**
Vergesslichkeit 44
Vernix 43
Verreisen 40
Verstopfung 46, **127**
Vitamin A 109
Vitamin K 171
Völlegefühl 22
Vorerkrankungen 13
Vorsorgeuntersuchung 26, **80**
Vorwehen 74, 75

W
Wadenkrämpfe 40, 46, **127**
Waschmittel 24
Wasseransammlungen 48
Wassereinlagerungen 44, **124**
Wassergeburt 151
Wassergymnastik 28, 42

Wehen 72, 154, **157**
Wehen, vorzeitige 84, 91
Wickelkommode 53
Windeln 51
Wundschutzcreme 51
Wunschkaiserschnitt 167

X
X-Chromosom 21

Y
Y-Chromosom 21
Yoga 28

Z
Zahnfleischbluten 44, 56, 112, **127**
Zahnfleischentzündung 38, 112
Zahnpflege 56, 112
Zangengeburt 165
Zeichnungsblutung 75, 121
Zervix 87
Zervixinsuffizienz 84
Zucker 87
Zytomegalie **133**

Impressum

© 2018 GRÄFE UND UNZER VERLAG GmbH, München

Basiert auf der 2007 erschienenen Auflage.
Alle Rechte vorbehalten. Nachdruck, auch auszugsweise, sowie Verbreitung durch Film, Funk, Fernsehen und Internet, durch fotomechanische Wiedergabe, Tonträger und Datenverarbeitungssysteme jeder Art nur mit schriftlicher Genehmigung des Verlages.

Projektleitung: Monika Rolle
Lektorat: Margarethe Brunner
Bildredaktion: Henrike Schechter
Umschlaggestaltung und Layout: independent Medien-Design, Horst Moser, München
Herstellung: Miriam-Jana Eberwein, Martina Koralewska
Satz & Repro: Longo AG, Bozen
Druck und Bindung: Dimograf

ISBN 978-3-8338-6514-5

1. Auflage 2018

Wichtiger Hinweis
Die Informationen in diesem Buch stellen die Meinung bzw. Erfahrung der Autorin dar. Sie wurden von ihr nach bestem Wissen erstellt und mit größtmöglicher Sorgfalt geprüft. Es ist Ihre Entscheidung in eigener Verantwortung, ob und inwieweit Sie die in diesem Buch dargestellten Methoden, Tipps und Maßnahmen anwenden möchten und können. Weder Autorin noch Verlag können für eventuelle Nachteile oder Schäden, die aus den im Buch gegebenen praktischen Hinweisen resultieren, eine Haftung übernehmen.

Bildnachweis
Corbis: S. 36, 76, 169. F1 online: S. 22, 82, 92. Focus/SPL: S. 29, 43. Fotofinder: S. 91. Fotolia: S. 3, 4, 7, 77, 93, 117. Getty: U1, S. 1, 3, 6, 58, 104, 114, 116. GU: S. 49, 53, 54 (P. Ender); 71 (J. Rodach); 73, 79, 122, 129, 162, 163 (S. Seckinger); 107 (D. Seidensticker). Jump: S. 31. Kluge: 88, 89, 98. Masterfile: S. 69. Mauritius: S. 149, 151. Plainpicture: S. 16, 138, 141, 144, 146. Privat: U2 (by Dominique Willnauer). Shutterstock: U4, S. 5, 105, 139, 147. Visum: S. 136. Xxpool.de: S. 21.

Anatomische Illustrationen
sowie S. 3, 4, 17, 37, 59:
Ingrid Schobel

Syndication
www.seasons.agency

Die GU-Homepage finden Sie im Internet unter **www.gu.de**

 www.facebook.com/gu.verlag

Ein Unternehmen der
GANSKE VERLAGSGRUPPE

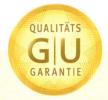

DIE GU-QUALITÄTS-GARANTIE

Wir möchten Ihnen mit den Informationen und Anregungen in diesem Buch das Leben erleichtern und Sie inspirieren, Neues auszuprobieren. Alle Informationen werden von unseren Autoren gewissenhaft erstellt und von unseren Redakteuren sorgfältig ausgewählt und mehrfach geprüft. Deshalb bieten wir Ihnen eine 100%ige Qualitätsgarantie. Sollten wir mit diesem Buch Ihre Erwartungen nicht erfüllen, lassen Sie es uns bitte wissen! Wir tauschen Ihr Buch jederzeit gegen ein gleichwertiges zum gleichen oder ähnlichen Thema um.
Wir freuen uns auf Ihre Rückmeldung, auf Lob, Kritik und Anregungen, damit wir für Sie immer besser werden können.

GRÄFE UND UNZER Verlag
Leserservice
Postfach 86 03 13
81630 München
E-Mail: leserservice@graefe-und-unzer.de

Telefon: 00800 / 72 37 33 33*
Telefax: 00800 / 50 12 05 44*
Mo–Do: 9.00 – 17.00 Uhr
Fr: 9.00 – 16.00 Uhr
(* gebührenfrei in D, A, CH)

Ihr GRÄFE UND UNZER Verlag
Der erste Ratgeberverlag – seit 1722.